中国慢性病及其危险因素监测报告

2010

中国疾病预防控制中心
中国疾病预防控制中心慢性非传染性疾病预防控制中心 编著

军事医学科学出版社
·北京·

图书在版编目(CIP)数据

中国慢性病及其危险因素监测报告（2010）／
中国疾病预防控制中心等编著.
—北京：军事医学科学出版社，2012.5
ISBN 978-7-80245-938-0

Ⅰ.①中… Ⅱ.①中… Ⅲ.①慢性病-监测系统-研究报告-
中国-2010 Ⅳ.①R442.9

中国版本图书馆CIP数据核字（2012）第087755号

策划编辑：李　霞　　**责任编辑**：曹继荣
出 版 人：孙　宇
出　　版：军事医学科学出版社
地　　址：北京市海淀区太平路27号
邮　　编：100850
联系电话：**发行部**：(010) 66931049
编辑部：(010) 66931127，66931039，66931038
传　　真：(010) 63801284
网　　址：http://www.mmsp.cn
印　　装：北京新华印刷有限公司
发　　行：新华书店

开　　本：787mm × 1092mm　1/16
印　　张：12
字　　数：242千字
版　　次：2012年10月第1版
印　　次：2012年10月第1次
定　　价：69.00元

序

随着全球经济的增长和人口老龄化的到来，人类生活方式的改变，慢性非传染性疾病（以下简称“慢性病”）的流行已经成为全球性的危机，在几乎所有的国家，所有的收入群体，无论男性和女性，或是老人和儿童都面临着疾病不断增加的风险。世界卫生组织（WHO）资料显示，慢性病（包括心血管疾病、脑卒中、恶性肿瘤、慢性呼吸系统疾病和糖尿病等）导致个体的健康受到危害，生活质量下降，甚至丧失工作能力和生活自理能力，每年导致的死亡占全世界总死亡人数的60%，其中80%集中在中低收入国家。慢性病导致家庭经济负担持续增加，使贫困家庭不断处于负债和疾病的循环之中，导致健康和经济上的不平等性愈加突显。2009年7月，达沃斯世界经济论坛《2009年全球风险报告》显示，在全球经济的众多影响因素中，因慢性病造成的疾病风险和经济负担高达1万亿美元，甚至高于全球金融危机所造成的影响。全球慢性病负担在持续增加，已成为实现联合国千年发展目标的主要障碍。

全国第三次死因回顾抽样调查资料显示，2004～2005年我国居民慢性病的死亡占总死亡的82.4%。根据慢性病及其危险因素监测和相关调查资料显示，烟草使用、酗酒、不合理膳食和身体活动不足等原因是我国慢性病发病的主要危险因素。建立和完善以人群为基础的慢性病及其危险因素监测系统，长期、连续收集慢性病患病及危险因素的相关信息，能够掌握我国居民慢性病患病及危险因素的流行现状和变化趋势，为国家制订相关的政策、慢性病干预策略和措施提供科学依据，为评估相关卫生政策和慢性病干预效果提供有力证据。

《中共中央国务院关于深化医药卫生体制改革的意见》、《全国慢性病预防控制工作规范（试行）》等相关文件的颁布，为我国慢性病防控工作提供了强有力的公共政策支持和社会环境支持。通过对人民群众的健康教育和健康宣传，改变我国居民的不健康行为和生活方式，探索政府和市场提供不同的疾病和健康管理的机制等措施，形成一体化的高危人群和患者的健康管理与疾病管理，加强一般人群、高危人群和患者的慢性病预防控制。通过全民健康生活方式行动计划、迈向无烟中国行动计划和慢性病综合防治示范区建设等一系列行动计划，不断强调各级政府和专业机构在慢性病防控方面的责任和义务，动员全社会参与。2011年4月在莫斯科举行的生活方式与慢性病全球部长级会议和世界卫生组织全球论坛，2011年5月在日内瓦举行的第64届世界卫生大会，特别是2011年9月举行的联合国慢性病高层会议为推动持续应对全球慢性病行动提供了一个难得的机会。

中国疾病预防控制中心慢性非传染性疾病预防控制中心（简称中国疾控中心慢病中心）曾于2004年和2007年开展了两次中国慢性病及其危险因素监测的现场调查，2010年，又与上海交通大学医学院附属瑞金医院联合开展了第三次慢性病及其危险因素监测。这次监测在以往两次监测问卷调查和身体测量的基础上，增加了血糖、血脂等实验室检测项目，共收集了近10万人的资料，包括居民肥胖、高血压、糖尿病、血脂异常和代谢综合征等主要慢性病的患病及其危险因素的资料、数据，汇集成本报告。

本报告的出版将为制订国家卫生政策、慢性病预防控制策略和措施提供科学的依据，也为慢性病相关科学研究提供参考，必将在我国慢性病防控工作中发挥重要作用。

王宇

2012年3月

前　言

近半个世纪以来，随着城市化、老龄化和生活方式的变化，慢性非传染性疾病（简称“慢性病”）已经成为全球重要的公共卫生问题之一。2008年世界卫生组织（WHO）《世界卫生报告》显示，无论是在发达国家、发展中国家，还是欠发达国家，慢性病都已成为世界各国的主要死亡原因。我国的疾病谱和死因构成与世界各国一样，心脑血管疾病、恶性肿瘤、呼吸系统疾病和糖尿病等慢性病是城乡居民死亡的主要原因，已经成为威胁我国人民健康的公共卫生问题和导致医疗费用迅速增长的重要原因。

大量研究证明，慢性病是可防可控的。慢性病的发生发展与不良生活方式和行为等危险因素密切相关，这些危险因素包括吸烟、酗酒、不合理膳食、身体活动缺乏和精神因素等。开展以人群为基础的慢性病及其危险因素监测，了解慢性病危险因素及主要慢性病的流行状况和发展趋势可以为国家制订慢性病防治规划、相关政策和干预策略及确定慢性病预防控制优先领域提供科学依据。

《中共中央国务院关于深化医药卫生体制改革的意见》中明确指出，要完善公共卫生服务体系，加强对严重威胁人民健康的慢性病的监测与预防控制。针对慢性病发生的危险因素进行干预，是实现对慢性病预防控制“关口前移”的必要举措。世界卫生组织（WHO）《预防和控制非传染病全球战略行动计划》也把慢性病危险因素监测作为发展中国家非传染性疾病监测的优先选择。

为了全面而准确地掌握我国城乡不同地区居民慢性病危险因素及主要慢性病的流行状况和发展趋势，中国疾病预防控制中心慢性非传染性疾病预防控制中心（简称“慢病中心”）于2004年制定了慢性病及其危险因素监测方案，并于2004和2007年在全国31个省（自治区、直辖市）开展了两次现场调查。2010年，卫生部将慢性病及其危险因素监测纳入到中央财政转移支付地方项目，并委托中国疾控中心慢病中心负责制订技术方案并承担组织实施工作。

2010年监测在全国疾病监测系统覆盖的31个省（自治区、直辖市）的161个监测县（区）和新疆生产建设兵团的农二师开展，对全国18岁及以上常住居民近10万人进行了调查。在原有问卷调查和身体测量的基础上，本次监测增加了实验室检测内容。其中，问卷调查内容包括慢性病的主要危险因素（吸烟、饮酒、饮食、身体活动）、主要慢性病患病（高血压、糖尿病、血脂异常、代谢综合征及呼吸系统疾病）及控制情况、老年健康状况、心理健康状况等；身体测量内容包括身高、体重、腰围和血压；实验室检测内容包括血糖、血脂、胰岛素、糖化血红蛋白检测等。

本次监测获得了大量数据和信息，本报告主要对肥胖、高血压、糖尿病、血脂异常和代谢综合征等主要慢性病患病情况以及吸烟、饮酒、饮食和身体活动等慢性病行为危险因素的流行状况和趋势变化进行了分析，其他内容将以专题报告或论文等形式陆续出版和公布。

本次监测工作得到了卫生部、各省（自治区、直辖市）、监测县（区）各级卫生行政部门和医疗卫生机构的大力支持，得到了美国疾病预防控制中心行为危险因素监测专家和国内相关领域专家的指导与帮助，全国31个省（自治区、直辖市）和新疆生产建设兵团疾病预防控制中心以及162个监测县（区）疾病预防控制中心的3000余名工作人员参加了本次调查，对他们的辛勤工作表示衷心感谢！

由于编者水平有限，本报告如有不足之处，敬请各位读者批评指正。

编者

2012年3月

目录 Content

摘　要　1

第一章　概述　13

一、背景　15

二、监测目的　15

三、监测对象、内容与方法　16

1. 监测对象　16

2. 监测内容及方法　16

四、抽样设计　17

1. 抽样原则　17

2. 监测点的确定　17

3. 样本量　18

4. 抽样方法及步骤　18

5. 居民户的置换　18

五、数据库结构及统计分析方法　19

1. 数据库结构　19

2. 数据分析方法　19

六、分析指标相关定义和标准　21

1. 慢性病危险因素　21

2. 主要慢性病患病情况　22

七、样本代表性评价　23

1. 样本与全国人口年龄结构　23

2. 玛叶指数（Myer’s Index）　24

八、质量控制　25

1. 现场调查前期的质量控制　25

目录 Content

2. 现场调查阶段的质量控制 26

3. 现场调查后期的质量控制 27

第二章 调查结果 29

第一节 调查对象基本情况 31

一、不同地区调查对象的性别、年龄分布 31

二、不同地区调查对象的婚姻状况、教育水平、职业和民族分布 32

第二节 慢性病危险因素 34

一、吸烟行为 34

1. 样本情况 34

2. 吸烟情况 34

3. 戒烟情况 38

二、饮酒行为 40

1. 样本情况 40

2. 人群饮酒率 40

3. 饮酒者饮酒频率 42

4. 饮酒者的饮酒量 44

5. 饮酒者不健康的饮酒行为 45

三、膳食 46

1. 样本情况 46

2. 蔬菜水果 46

3. 红肉（猪、牛、羊肉等）类 47

4. 食盐和烹调油 48

四、身体活动 50

1. 样本情况 50

2. 业余锻炼情况 50

3. 静坐生活方式 51

第三节 主要慢性病患病情况 53
一、肥胖 53
1. 样本情况 53
2. 超重率 53
3. 肥胖率 55
二、高血压及其控制 56
1. 样本情况 56
2. 高血压患病率 57
3. 高血压知晓率 58
4. 高血压治疗率 59
5. 高血压控制率 61
6. 首诊血压测量率 62
三、糖尿病及其控制 62
1. 样本情况 62
2. 糖尿病患病率 62
3. 糖尿病知晓率 64
4. 糖尿病治疗率 65
5. 糖尿病控制率 65
四、血脂异常 66
1. 样本情况 66
2. 血脂异常患病情况 66
第三章 主要发现和建议 69
一、主要发现 71
1. 慢性病危险因素 71
2. 主要慢性病患病情况 72

目录 Content

二、建议 74

1. 完善政府主导、多部门合作、专业机构支持、全社会共同参与的慢性病综合防控工作机制 74
2. 广泛开展健康促进活动，推广健康生活方式，控制慢性病危险因素流行 74
3. 依托新医改，加强基本公共卫生服务，开展健康体检和筛查，推广慢性病自我管理 75
4. 加强科学研究与国际合作，不断完善慢性病预防控制策略和措施 75

参考文献 77

附录 1 中国疾病预防控制中心文件 79
附录 2 中国慢病监测项目 2010 年总体工作方案 81
附录 3 中国慢病监测项目（2010）国家项目专家组名单 93
附录 4 中国慢病监测项目（2010）国家项目工作组名单 94
附录 5 2010 年全国 18 岁及以上常住人口数 96
附录 6 中国慢病监测（2010）个人问卷 97
附录 7 中国慢病监测（2010）身体测量记录表 120
附录 8 中国慢病监测（2010）家庭问卷 122
附录 9 中国慢病监测（2010）项目各省和监测点工作人员名单 130

摘 要

一、调查基本情况

中国慢性病及其危险因素监测是在卫生部的领导下，由中国疾病预防控制中心负责协调管理，中国疾病预防控制中心慢性非传染性疾病预防控制中心负责组织实施的监测工作。监测的目的是掌握我国城乡、东中西部地区、不同人群主要慢性病及危险因素的流行状况和变化趋势，为确定疾病预防控制优先领域、制订慢性病预防控制策略和措施提供科学依据；为评价国家卫生及相关政策和慢性病防控项目的效果提供科学依据。监测以全国疾病监测系统（DSP）为基础，每 3 年开展一次现场调查。

2004 年在 DSP 系统的 79 个监测点开展了首次全国现场调查，2007 年在 DSP 系统的 160 个监测点完成了第二次现场调查，2010 年在 DSP 系统的 161 个监测点和新疆生产建设兵团农二师完成了第三次现场调查。监测对象为全国 18 岁及以上的常住居民。采用多阶段分层随机整群抽样的方法，从每个监测点用按容量比例概率抽样（probability proportion to size，PPS）法随机抽取了 4 个乡镇（街道、团），从每个乡镇（街道、团）用 PPS 随机抽取 3 个自然村（居委会、连），从每个自然村（居委会、连）随机整群抽取至少 50 户，每户中用 KISH 表法随机抽取 1 名 18 岁及以上居民进行调查，全国计划调查人数为 97 200 人，最后共调查了 98 712 人。

2010 年慢性病及其危险因素监测采用集中调查的方式收集信息。监测内容包括询问调查、身体测量和实验室检测三个部分。询问调查包括县 / 区级调查单位区域问卷、家庭问卷调查和个人问卷调查三个方面的内容，主要用于收集调查样本地区人口、经济、社会及医疗卫生保障等方面的基本信息，慢性病干预项目实施情况，家庭饮食状况和燃料使用情况，家庭经济状况，50 岁及以上人群的主要健康问题，调查对象的个人基本信息，吸烟、饮酒、饮食、身体活动、上网行为，体重、血压、血糖和血脂及其控制情况等信息，总体健康状况、心理健康、口腔卫生和伤害等信息。身体测量包括身高、体重、腰围和血压。实验室检测包括空腹血糖、胰岛素和血脂四项，以及糖化血红蛋白检测。

为了确保监测质量，使监测结果真实可靠，2010 年慢性病及其危险因素监测成立了国家级、省级和监测县（区）三级质控组织，制定了覆盖监测各个环节的统一质量控制方案，包括方案和问卷修订，预试验，培训，现场调查物品准备，现场资料收集，血样采集、保存、运输和检测，数据清理、分析和报告撰写等环节。监测培训采取两级培训方式，由国家级师资对省和监测点两级监测机构的技术骨干进行国家级培训，为省级和监测点培训技术骨干共1096 人；各省按照国家项目培训方案并结合实际情况进行二级培训，所有监测的工作人员必须通过培训考核，合格方能参加监测工作。现场调查期间，国家项目工作组派出督导员 127 人次，对 52 个监测点（占 32.1%）进行了技术指导及督导。检验室检测方面，监测点实验室必须通过血糖检测的性能验证试验，合格后方能开始现场调查，每日的血样开始检测前和结束检测后均检测质控样品；国家项目检测中心在检测开始前对所有检测项目建立标准操作流程，完成所有项目的性能验证，确保检测的准确性。

二、主要结果

（一）监测人群一般情况

2010 年中国慢性病及其危险因素监测共收集了 98 712 人的信息，用于分析的有效个案为 98 658 人，其中男性 45 143 人，占 45.8%，女性 53 515 人，占 54.2%，女性比例高于男性;18 ~ 44 岁、45 ~ 59 岁、60 岁及以上人群分别为 45 177 人(45.8%)、33 500 人(34.0%)和 19 981 人（20.3%）。

（二）主要慢性病危险因素流行情况

1. 吸烟

2010 年 18 岁及以上居民现在吸烟率为 28.3%，男性（53.3%）明显高于女性（2.5%）。在男性居民中，城市（52.5%）略低于农村（53.6%），东部（52.8%）、中部（53.0%）和西部（54.2%）地区无明显差别。现在每日吸烟率为 24.9%，其中男性为 47.0%，女性为 2.0%。开始每日吸烟平均年龄为 20.5 岁，其中男性（20.2 岁）明显早于女性（26.8 岁）。每日吸烟者日均吸烟量为 17.6 支，男性（17.8 支）大于女性（12.9 支）。

居民在 30 天内看到餐厅有烟比例（80.3%）明显高于其他场所，其他场所依次为政府机构（大楼或办公室）(54.4%)、公共交通工具（52.1%）、医疗机构（42.8%），学校的 30 天内有烟比例最低（39.4%）。各种场所的有烟比例均呈现城市低于农村、东部地区低于中部和西部地区的特征。

吸烟者的戒烟率为 15.3%，男性（14.8%）明显低于女性（25.6%）。不论男女，戒烟率均随着年龄的增长而增高。无论性别和城市及农村，东、中、西部地区的戒烟率差别均较小。吸烟者成功戒烟率为 11.1%，男性（10.7%）明显低于女性（19.1%），城市（13.1%）高于农村（10.2%），东（11.7%）、中（10.7%）、西部（0.7%）地区差别较小。

2004、2007 和 2010 年监测结果显示，18 ~ 69 岁男性居民标化现在吸烟率分别为

58.7%、58.2% 和 54.0%，男性标化现在每日吸烟率依次为 50.7%、50.0%、47.9%，呈轻微下降趋势；男性吸烟者标化戒烟率依次为 12.9%、11.3%、13.8%，变化不明显；男性吸烟者标化成功戒烟率依次为 7.5%、7.9%、9.9%，呈轻微上升趋势。

2. 饮酒

2010 年 18 岁及以上居民 30 天内饮酒率和 12 个月内饮酒率分别为 28.8% 和 36.4%。男性和女性居民 30 天内饮酒率分别为 47.6 % 和 9.4%，城市均略高于农村，东部、中部和西部呈现略微下降趋势。饮酒居民每周饮酒 5 天及以上的比例为 25.5%，其中男性（29.1%）高于女性（10.3%），农村（26.5%）高于城市（23.4%），东部（29.4%）、中部（23.4%）和西部（21.9%）地区逐渐降低。饮酒者日均酒精摄入量为 20.3 克，其中男性（24.1 克）高于女性（4.8 克），农村（17.9 克）高于城市（21.6 克），东、中、西部地区分别为 22.0 克、20.0 克和 18.3 克。

饮酒者中危险饮酒率为 8.1%，其中男性（9.3 %）高于女性（3.2%），农村（8.5%）略高于城市（7.4%），东、中、西部地区依次为 8.4%、8.3% 和 7.5%。饮酒者中有害饮酒率为 9.3%，其中男性（11.1%）高于女性（2.0%），农村（10.2%）高于城市（7.5%），东、中、西部地区依次为 10.5%、8.9% 和 7.9%。

2004、2007 和 2010 年监测结果显示，18 ~ 69 岁居民 12 个月内标化饮酒率 2004 年（45.5%）高于 2007 年（29.4%）和 2010 年（38.6%）。

3. 膳食

2010 年 18 岁及以上居民蔬菜水果摄入不足比例为 52.8%，其中男性为 53.8%，女性为 51.7%，无论男性和女性，均以 60 岁及以上年龄组最高；农村（55.7%）高于城市（46.2%）；东、中、西部地区分别为 51.3%、54.6% 和 52.6%。

每日红肉摄入过多的比例为 27.4%，男性为 33.5%，女性为 21.1%; 18 ~ 44 岁年龄组最高（31.6%）；城市（32.1%）高于农村（25.3%）；东、中、西部地区分别为 25.9%、21.4% 和 36.8%。

家庭人均每日食盐摄入量为 10.6 克，城市（9.1 克）低于农村（11.5 克），东、中、西部地区摄入量依次升高，分别为 9.6 克、10.1 克和 11.8 克。有 80.9% 的家庭人均每日食盐摄入量超过 5 克，72.6% 的家庭超过 6 克，27.5% 的家庭超过 12 克，18.1% 的家庭超过 15 克。家庭人均每日烹调油摄入量为 49.1 克，城市和农村相近，东部地区（44.2 克）低于中部（51.4 克）和西部地区（51.7 克）。共有 83.4% 的家庭人均每日食用油摄入量超过 25 克，35.2% 的家庭超过 50 克。

4. 身体活动

2010 年 18 岁及以上居民经常锻炼的比例为 11.9%，城市（19.9%）高于农村（8.2%），男性（13.1%）高于女性（10.6%）。

18 岁及以上居民从不锻炼的比例为 83.8%，农村（88.6%）高于城市（73.2%），女性（86.2%）高于男性（81.6%）。

18 岁及以上居民平均每日业余静态行为时间为 2.7 小时，其中男性 2.9 小时，女性 2.6 小时；城市 3.3 小时，农村 2.5 小时，业务静态行为时间随年龄增加呈下降趋势。

（三）主要慢性病患病情况

1. 超重与肥胖

2010 年 18 岁及以上居民超重率为 30.6%，肥胖率为 12.0%。男性、女性的超重率和肥胖率差别均不大；城市居民超重率和肥胖率均高于农村。60 岁及以上老年人超重率 32.3%，肥胖率 12.5%。城市 44 ~ 59 岁组女性的肥胖率最高，为 17.8%。

2004、2007、2010 年监测结果显示，18 ~ 69 岁居民的标化超重率分别为 23.1%、27.3% 和 28.6%，标化肥胖率分别为 7.0%、8.0% 和 10.0%，均呈上升趋势。

按照世界卫生组织成人超重与肥胖判定标准，2010 年 18 岁及以上居民超重率 27.9%，肥胖率 5.1%。

2. 高血压

2010 年 18 岁及以上居民高血压患病率为 33.5%，其中男性 35.1%，女性 31.8%；城市 34.7%，农村 32.9%。60 岁及以上老年人高血压患病率 66.9%。与 2007 年的监测结果比较，2010 年我国 18 ~ 69 岁居民高血压标化患病率上升了 23.7%。

18 岁及以上居民高血压知晓率为 35.7%，女性（39.1%）高于男性（32.8%），城市（41.0%）高于农村（33.2%）；在知道自己患有高血压病的患者中，高血压治疗率为 80.4%，女性（84.9%）高于男性（75.8%），城市（80.7%）与农村（80.2%）接近；在接受高血压治疗的患者中，血压控制率为 17.2%，男性（18.1%）略高于女性（16.4%），城市（22.9%）高于农村（13.7%）。

与 2007 年的监测结果比较，2010 年我国 18 ~ 69 岁居民标化高血压知晓率略有上升，知道自己患有高血压病的患者的标化高血压治疗率明显上升，接受高血压治疗的患者的标化血压控制率有所下降。

3. 糖尿病

2010 年 18 岁及以上居民糖尿病患病率为 9.7%，男性（10.2%）高于女性（9.0%），城市（12.3%）高于农村（8.4%）；60 岁及以上老年人糖尿病患病率为 19.6%，女性（20.8%）高于男性（18.3%），城市（25.0%）高于农村（17.0%）。

18 岁及以上居民糖尿病知晓率为 36.1%，女性（37.2%）略高于男性（35.3%），城市（45.2%）明显高于农村（30.1%）；在知道自己患有糖尿病的患者中，糖尿病治疗率为 92.5%，男女、城乡无明显差异；在接受糖尿病治疗的患者中，血糖控制率为 34.7%，女性

（35.4%）略高于男性（34.0%），农村（35.5%）略高于城市（33.8%）。

4. 血脂异常

2010年18岁及以上居民高胆固醇（TC）血症患病率为3.3%，男性（3.4%）和女性（3.2%）接近，城市（4.2%）高于农村（2.9%）。60岁及以上老年人高胆固醇血症患病率为4.9%，其中城市老年人患病率高达6.4%。与2002年全国居民营养与健康调查结果比较，2010年18岁及以上居民高胆固醇血症患病率上升了1.3倍。

18岁及以上居民高低密度脂蛋白胆固醇（LDL-C）血症患病率为2.1%，男性、女性均为2.1%;城市为3.0%，农村为1.8%;东、中、西部地区分别为2.9%、1.5%和1.8%。随着年龄的增加，高LDL-C血症患病率呈先升高后下降的趋势。

18岁及以上居民高甘油三酯（TG）血症患病率为11.3%，其中男性（13.8%）高于女性（8.6%）;城市为12.1%，农村为10.9%;东、中、西部地区分别为11.0%、11.7%和11.2%。随着年龄的增加，男性高TG血症患病率呈先升高后下降的趋势，女性呈上升趋势。

Abstract

1. Overview of NCD surveillance in China

China Non-communicable and Chronic Disease (NCD) Surveillance is an on-going surveillance system administered by the National Center for Chronic and Non-communicable Disease Control and Prevention (NCNCD), which is the NCD unit within Chinese Center for Disease Control and Prevention (China CDC). The China CDC is under the leadership of the Ministry of Health of the Peoples Republic of China. The China NCD surveillance aims to: (1) understand the prevalence, distribution and changes over time of the main NCDs and their risk factors among different subgroups of Chinese population; (2) determine high-priority health issues and support health policies and programs that promote health and prevent NCDs; and (3) provide scientific data for evaluating these health policies and programs. The China NCD surveillance has been conducted once every three years since 2004 using the nationally sampled Disease Surveillance Points System (DSPs).

In China, NCD surveillance was first conducted in 79 Surveillance Points (at districts/counties levels) in 2004 and in 160 points in 2007. In 2010, the surveillance was expanded to 162 Surveillance Points. The 2010 Surveillance selected participants by using a multi-stage stratified clustering sampling method. In the first stage of sampling, 4 townships were randomly sampled from each surveillance point using the method of *probability proportion to size* (PPS). Three villages or residential areas were sampled from each selected township in the second stage by using the same method as the previous stage. In the following sampling stages, a residential group (at least 50 families) from each village, and an individual aged 18 and over from each family were selected using KISH grid method. A total of 97,200 individuals were scheduled to be sampled according to the sampling scheme, and finally 98,712 interviews were fully completed.

The 2010 NCD Surveillance was conducted using centralized interviews (i.e., gathering participants in certain locations) and physical measurements. The contents of the 2010 NCD Surveillance included face-to-face questionnaire interviews, physical measurements, and laboratory examinations. The face to face interview included three types of questionnaires: surveillance point, household, and individual. The surveillance point questionnaire collected information on: size of population, local economy and society, and on health policies and programs at county level. The household questionnaire collected information on dietary habits, economy status, and health issues among those 50 years and older. The individual questionnaire collected information on: tobacco use, alcohol consumption, diet, physical activity, self-reported chronic diseases, self-rated health, mental health, oral health and injures, etc. Physical measurements included height, weight, hip circumference and blood pressure. Lab tests included fasting and 2-hour oral glucose tolerance tests (OGTT) blood glucose, insulin, blood lipids, and HbA1c.

A three-level quality control network (national, provincial and county) was organized, and a national quality control protocol was developed to ensure high information quality. Each step of surveillance activity was implemented following the national quality control protocol including protocol and questionnaire development, pilot studies, field worker trainings, field work preparation, data collection, blood preservation and transportation, lab testing, data cleaning, and analysis, and report writing. Training of the survey staffs included: national training courses for provincial and local quality control staffs, and for survey team leaders (1,096 persons) from provincial CDC and county CDC, and for all field workers. Each field worker was requited to pass a uniform examination before conducting surveillance activities. During the survey, the national quality-control group made 127 visits for field supervision, and technical support to 52 surveillance points (accounting for 32.1%). With regard to laboratory testing, fasting and OGTT-2h blood glucose were performed in county level laboratories. In order to participate in the survey, each laboratory passed performance testing for the quality controls of blood sugar measurements and blind samples were tested before, during and after the daily testing. Insulin, blood lipids, and HbA1c were tested in Shanghai Ruijin Hospital centrally. Standard operation procedures were developed for all test items.

2. Results

2.1 Demographics of respondents

In the 2010 NCD Surveillance, 98,712 individuals participated and 98,658 were included in the final analyses. The majority of the respondents were female (54.2%). Overall, 45.8% (45,177) were 18-44 years-old, 34.0% (33,500) were 45-59, and 20.3% (19,981) were 60 years and over.

2.2 Risk factors for NCD

2.2.1 Tobacco use

In 2010, the estimated self-reported prevalence of current smoking among Chinese residents aged 18 years and older was 28.8%. Male adults (53.3%) had a higher prevalence than did females (2.5%). Among male residents, current smoking prevalence was 52.5% in urban areas and 53.6% in rural areas, and was similar among east (52.8%), middle (53.0%) and west (54.2%) regions within China. Daily smoking was reported by 24.9% (47.0% among men and 2.0% among women). The average age when daily smoking started was 20.5 years (20.2 years for men and 26.8 for women). Among daily smokers, the mean number of cigarettes smoked was 17.6/day (17.8/day for men, 12.9/day for women).

Overall, 80.3% reported they had observed smoking in restaurants during the previous 30 days, while 54.4% observed smoking in government building, 52.1% in public transportation, 42.8% in health care facilities, and 39.4% in schools. The proportion was higher in urban areas than in rural areas and higher in the east region compared to the middle and west regions.

Among current smokers, the proportion attempting to quit during the previous 12 months was 15.3%. Attempting to quit was more common with increased age among both genders. The proportion attempting to quit among male smokers (14.8%) was lower than among female smokers (25.6%), and it varied little among smokers from east, middle and west regions. Among smokers, 11.1% quit smoking successfully during the past 12 months. A higher proportion of women (19.1%) than men (10.7%) reported they were successful. More adults from urban areas (13.1%) reported success than did those from rural areas (10.2%). Success in quitting was similar across the regions (11.7% in east, 10.7% in middle, and 10.7% in west).

Comparing 2004, 2007 and 2010 surveillance results, standardized current smoking prevalence among residents aged 18-69 was 58.7% in 2004, 58.2% in 2007 and 54.0% in 2010. Current smoking prevalence among male residents declined slightly over time, and was 50.7%, 50.0% and 47.9% in 2004, 2007 and 2010, respectively. The proportion of male smokers who attempted to quit smoking in the past 12 months was similar among the three surveys (12.9% in 2004, 11.3% in 2001, and 13.8% in 2010), while the proportion who were successful in quitting smoking during the past 12 months increased lightly over time (7.5% in 2004, 7.9% in 2007, and 9.9% in 2010).

2.2.2 Alcohol consumption

In 2010, 28.8% of adults reported drinking in the past 30 days and 36.4% reported drinking in the past 12 months. A higher proportion of men (29.1%) reported drinking in the past 30 days than did women (10.3%) and the proportion was higher in urban areas than in rural areas, higher in the east region than in the other regions. Among those who drank, 25.5% reported frequent drinking (for 5 days or more per week). Frequent drinking was more common among male drinkers (29.1%) than among female drinkers (10.3%), more common in rural areas (26.5%) than in urban areas (23.4%), and more common in the east region (29.4%) than in the middle (23.4%) and west regions (21.9%). For those who drank, the average daily pure alcohol intake was 20.3 grams. Daily ethanol intake was higher among males who drank (24.1g) than among females who drank(4.8g), higher in rural areas (21.6g) than urban areas (17.9g), and higher in the east region (22.0g) than in the middle (20.0g) and west regions (18.3g).

Hazardous drinking among those who drank was reported by 8.1%, and the proportion was higher among males (9.3%) than among females (3.2%), higher among rural drinkers (8.5%) than among urban drinkers (7.4%), and decreased from the east to the middle and west regions (8.4%, 8.3%, and 7.5%, respectively). Harmful drinking was reported 9.3% among those who drank. Among those who drank, harmful drinking was more common among males (11.1%) than females (2.0%), more common in rural areas (10.2%) than urban areas (7.5%), and decreased from the east, middle to west regions (10.5%, 8.9% and 7.9%, respectively).

Standardized prevalence of drinking in the previous 12 months among residents aged 18-69 was 45.5% in 2004, which was much higher than that in 2007 (29.4%) and 2010 (38.6%).

2.2.3 Diet

In 2010, insufficient intake of fruit and vegetable among residents aged 18 and older was reported by 52.8% and was similar among both men and women (53.8% and 51.7%, respectively). Insufficient intake of fruit and vegetable was most common among residents aged 60 and older than younger groups, more common among the rural residents (55.7%) than the urban residents (46.2%), and similar across regions (51.3%

in east, 54.6% in middle and 52.6% in west region).

In 2010, overall, 27.4% (33.5% of men and 21.1% of women) reported daily consuming excessive red meat. The proportion was highest among respondents aged 18-44 (31.6%), higher in urban areas (32.1%) than in rural areas (25.3%), and higher in the west region (36.8%) compared to the east (25.9%) and middle regions (21.4%).

Average daily salt intake per family member was 10.6 grams. Families residing in rural areas consumed more salt (11.5g/person/d) than those in urban areas (9.1g/person/d). Consumption was highest in the west region (11.8g/person/d) followed by the east (9.6g/person/d) and middle regions (10.1g/person/d). A total of 80.9% of families consumed daily more than 5 grams per person, while 72.6% more than 6 grams, 27.5% more than 12 grams, and 18.1% more than 15 grams. The average amount of edible oil consumed daily per family member was 49.1 grams, and varied little between urban and rural areas. The average amount of edible oil consumed daily per family member in the east, middle and west regions was 44.2g, 51.4g and 49.1g respectively. Among families, 83.4% consumed daily more than 25 grams of edible oil per person while 35.2% more than 50 grams.

2.2.4 Physical activity

In 2010, only 11.9% of adults reported regular exercise. Regular exercise was more common in urban areas (19.9%) than in rural areas (8.2%), and more common in men (13.1%) than in women (10.6%). The proportion of residents who reported never exercising during the last 12 months was 83.8%, which was more common in rural areas than in urban areas (88.6% vs. 78.2%) and more likely among women than men (86.2% vs. 81.6%).

Overall, the average amount of sedentary behavior during leisure time was 2.7 hours. Men had more sedentary behavior time (2.9 hours) than women (2.6 hours), and urban residents had more sedentary behavior time (3.3 hours) than rural residents (2.5 hours). Sedentary behavior time decreased with increasing age.

2.3 Chronic conditions

2.3.1 Overweight and Obesity

In 2010, the prevalence of overweight and obesity (BMI cutoff points: 24.0-27.9 for overweight, ≥28 for obesity) were 30.6% and 12.0%, respectively. Higher proportions of urban residents were overweight and obesity compared to those in rural areas. The proportions were similar among men and women. Among persons aged 60 years and older, the proporlions overweight and obesity was 32.3% and 12.5%, respectively. Among both men and women and all age groups, obesity was most common among women aged 44-59 years-old (17.8%).

Both overweight and obesity became more common over time (23.1% in 2004, 27.3% in 2007, 28.6% in 2010; and 7.0% in 2004, 8.0% in 2007, 10.0% in 2010, respectively).

According to the WHO criteria (BMI cutoff points: 25.0-29.9 for overweight, ≥30 for obesity), overweight and obesity was 27.9% and 5.1%, respectively.

2.3.2 Hypertension

In 2010, 33.5% of adults had hypertension (35.1% of men and 31.8% of women; 34.7% in urban residents and 32.9% in rural residentss, In 2010, among the residents aged 18-69 years-old, the incidence of hypertension increased by 23.7% compared to that in 2007.

Overall, 35.7% were aware of their diagnosis. A larger proportion of female patients (39.1%) were aware of their hypertension than the male patients (32.8%), and urban patients (41.0%) were more aware of their hypertension than their rural counterparts (33.2%). Among those who were aware of surffering hypertension, 80.4% were treated with medications (84.9% for women, 75.8% for men, 80.7% for the urban and 80.2% for the rural patients). Among the patients with treatment, only 17.2% had their hypertension controlled (men 18.1% and women 16.4%); the proportion was 22.9% in the urban areas 13.7% in the rural areas.

In 2010, the standardized proportion of those aware of their hypertension increased slightly among residents aged 18-69, compared to that in 2007. However, among those who were treated with medicine,the proportion with blood pressure controlled decveased.

2.3.3 Diabetes

Diabetes was found in 9.7% of adults (men 10.2%, women 9.0%), 12.3% in urban residents and 8.4% in rural residents. Of those aged 60 and older, 19.6% had diabetes.

Overall, 36.1% with diabetes were aware of their diagnosis (women 37.2% and men 35.3%; urban residents 45.2% and rural residents 30.1%). Of those who were aware of their diabetes, 92.5% had been treated. No differences were found regarding the proportion treated among men and women, and neither in urban and rural residents. Of patients who received medical treatment, only 34.7% had controlled their diabetes (women 35.4% and men 34.0%; rural residents 33.5% and urban residents 33.8%).

2.3.4 Dyslipidemia

In 2010, 3.3% had high total cholesterol (TC) (men 3.4% and women 3.2%; urban residents 4.2% and rural areas 2.9%). Of those aged 60 and older, 4.9% had high TC. Compared to the results from China Nutrition and Health Survey in 2002, the incidence of high TC increased 1.3 times.

The prevalence of high low-density lipoprotein cholesterol (LDL-C) was 2.1%, with the same preralence for both genders. High LDL-C was found among 3.0% in urban residents, 1.8% in rural residents, and was 2.9%, 1.5%, and 1.8% in the east, middle, and west regions respectively. With increasing age, the prevalence of high LDL-C increased first among younger age groups and then declined in older age groups.

Hgpertriglyceridemia was found among 11.3% (men 13.8%, women 8.6%; urban residents 12.1% and rural residents; 10.9%; 11.0%, 11.7%, and 11.2% in the east, middle, and west regions, respectirely). The prevalence of high hypertriglyceridemia among women increased with age, whereas among men, it increased among younger age groups and then declined among older age groups.

第一章 概述

一、背景

随着全球范围人口老龄化和城市化程度的不断加深以及生活方式的逐步改变，慢性非传染性疾病（以下简称“慢性病”）广泛流行，已对人民健康和社会经济发展构成严重威胁。无论是在发达国家还是发展中国家，慢性病都已成为世界各国的主要死亡原因和重要公共卫生问题。

据估计，2005 年全球大约有 5800 万人死亡，其中 3500 万人（约占 60％）死于慢性病。全国第三次死因回顾抽样调查结果显示，2004 ～ 2005 年我国居民死亡率为 608.78/10 万，慢性病占总死亡的 82.4％。心脑血管疾病、恶性肿瘤和慢性呼吸系统疾病成为慢性病死亡的主要原因。大量事实证明，吸烟、过量饮酒、不合理膳食、身体活动缺乏及负面的心理因素等是慢性病的主要危险因素，而且这些因素是可防可控的，大约 80% 的心血管疾病、脑卒中和 2 型糖尿病 , 以及 1/3 的恶性肿瘤都可以通过消除共同的危险因素来预防。因此，通过开展以人群为基础的慢性病及其危险因素监测，可以了解慢性病及其危险因素的流行状况和发展趋势，为国家制订慢性病防治规划、相关政策和干预策略及评估慢性病预防控制效果提供科学依据。

我国对慢性病及其危险因素的监测始于 1995 年的世界银行卫生Ⅶ贷款项目——健康促进子项目，在 8 个城市开展重点控制慢性病及性传播疾病、艾滋病和意外伤害的主要危险因素动态监测，2002 年在 145 个疾病监测点对 16 000 余人开展了行为危险因素的现场调查。这些项目对建立以人群为基础的慢性病及其危险因素监测系统进行了初步探索，为建立具有全国代表性的慢性病及其危险因素监测奠定了基础。2004 年，在卫生部的领导下，中国疾病预防控制中心慢性非传染性疾病预防控制中心（简称“中国疾控中心慢病中心”）在全国疾病监测系统上开展了慢性病及其危险因素监测第一次现场调查，该监测覆盖全国 31 个省（自治区、直辖市）的 79 个监测点，调查了 3 万余名 18 ～ 69 岁城乡居民，内容涉及吸烟、饮酒、饮食、身体活动、超重和肥胖及血压等慢性病相关危险因素，高血压、糖尿病等慢性病以及相关的卫生保健状况等。2007 年，慢性病及其危险因素监测在全国疾病监测系统的 160 个监测点上开展，共调查 5 万余名 15 ～ 69 岁的全国城乡居民。2010 年，慢性病及其危险因素监测在全国疾病监测系统的 161 个监测点和新疆生产建设兵团的农二师开展了现场调查，共调查近 10 万名 18 岁及以上城乡居民，除问卷调查和身体测量内容外，还采集了空腹和服葡萄糖后 2 小时的血液标本，并进行血糖、血脂、胰岛素等指标的检测。

二、监测目的

掌握中国成人主要慢性病及危险因素的流行状况和变化趋势，为确定疾病预防控制优先领域、制订慢性病预防控制策略和措施提供科学依据；为评价国家卫生及相关政策和慢性病防控项目的效果提供信息。

三、监测对象、内容与方法

1．监测对象

18 岁及以上的常住居民（在该监测点居住 6 个月及以上的居民）。

2．监测内容及方法

本次监测包括问卷调查、身体测量和实验室检测三部分内容。

（1）问卷调查：问卷分为家庭问卷、个人问卷和监测点问卷。家庭和个人问卷以面对面的询问方式进行调查。监测点问卷由监测点疾控中心收集相关信息并填写。

家庭问卷内容主要包括家庭成员基本信息、油盐等食用情况、燃料使用情况、家庭经济状况、50 岁及以上家庭成员相关健康状况。

个人问卷内容主要包括个人基本信息、行为危险因素（吸烟、过量饮酒、不合理膳食、身体活动缺乏）流行状况，主要慢性病（高血压、糖尿病、血脂异常等）患病、控制及卫生服务情况，心理健康状况，口腔卫生及伤害等。

监测点问卷主要包括监测县（区）、乡镇街道人口、经济文化、医疗保障等基本情况，慢性病相关政策、慢性病干预项目实施情况等。

（2）身体测量：身体测量内容包括身高、体重、腰围和血压。体重、腰围的测量在调查对象清晨空腹状态下进行，每种身体测量项目由两名测量员共同完成。

身高测量使用量程为 2.0 米、最小刻度为 0.1 厘米的身高座高计。体重测量使用电子体重秤，刻度精确到 0.1 千克，最大称量 150 千克。腰围测量使用长度为 1.5 米、宽度为 1 厘米、最小刻度为 0.1 厘米的腰围尺，以腋中线肋弓下缘与髂前上嵴连线中点的水平位置为测量点。血压测量使用欧姆龙 HEM-7071 或 HEM-770A 电子血压计，精确到 1 mmHg。

（3）实验室检测：所有调查对象均抽取空腹静脉血测定空腹血糖、胰岛素和血脂四项（总胆固醇、低密度脂蛋白胆固醇、高密度脂蛋白胆固醇和甘油三酯），留取指尖毛细血管全血测定糖化血红蛋白，无糖尿病病史的调查对象还需口服 75 克无水葡萄糖测定服糖后 2 小时（OGTT-2h）血糖和胰岛素。所有血液样品采集工具和 75 克无水葡萄糖粉均为国家项目工作组统一提供，血样采集后在调查现场进行离心和分装，并按要求保存和运输。

空腹和 OGTT-2h 血糖由各监测点实验室进行测定，各监测点实验室必须按照统一的质控方法进行实验室性能验证，只有通过性能验证后才能开展现场调查，血糖检测仪器采用全自动或半自动生化检测仪。其他血样由监测点在采集后 1 个月之内送至国家项目检测中心统一进行检测。糖化血红蛋白检测采用美国伯乐公司（Bio-Rad Laboratories，Inc.）VARIANT Ⅱ糖化血红蛋白测试系统及原装试剂，检测使用高效液相色谱法（HPLC）。血脂和胰岛素检测采用美国雅培公司（Abbott Laboratories）生化免疫检测仪及原装试剂。血脂检测使用常规生化法，胰岛素检测使用微粒子化学发光法。

四、抽样设计

1．抽样原则

为保证监测样本具有全国代表性，监测地区的社会经济发展状况、人口年龄和性别结构与全国情况尽可能一致，同时兼顾地理分布均衡，实施经济有效、可行性高的抽样方案，本次监测采用多阶段分层整群随机抽样的方法。同时考虑到慢性病相关危险因素在家庭中具有聚集性的特点，每个家庭只抽取一名符合条件的调查对象。

2．监测点的确定

为充分利用现有全国疾病监测系统的资源，2003 年开始中国疾控中心对原全国疾病监测系统进行了调整，并对调整后的系统进行了代表性评价。评价结果显示，调整后的全国疾病监测系统（共 161 个监测点）在地理分布、社会经济发展状况、人口年龄、性别构成等方面对全国情况具有良好的代表性。

2010 年慢性病及其危险因素监测在全国疾病监测系统的 161 个监测县（区）和新疆生产建设兵团农二师开展现场调查。见图 1-1-1。

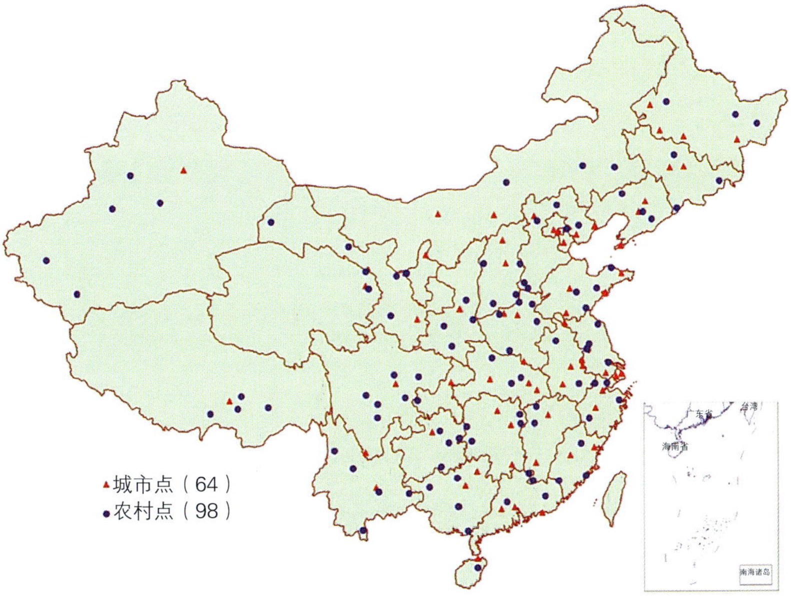

图 1-1-1　中国慢性病及其危险因素监测（2010）监测点分布

3．样本量

（1）分层因素：计算样本量时，考虑了以下分层因素。①性别2层（男性、女性）。②城乡2层：将全国所有的县（包括县级市、旗）定义为农村，所有的区定义为城市，将新疆生产建设兵团农二师定义为农村。③地区：按照国家统计局的分类方法，将全国（大陆地区以下同）按照地域分成东、中、西部地区（3层）（东部地区包括北京、天津、河北、辽宁、上海、江苏、浙江、福建、山东、广东、海南；中部地区包括山西、吉林、黑龙江、安徽、江西、河南、湖北、湖南；西部地区包括内蒙古、广西、重庆、四川、贵州、云南、西藏、陕西、甘肃、青海、宁夏、新疆）。按照上述分层因素共计分为12层。

（2）样本量的计算：样本量的计算公式采用 $N= deff\,\frac{{u_\alpha}^2 p(1-p)}{d^2}$，其中，置信水平 α 取95%（双侧）；根据2007年监测的肥胖患病率，*p* 取7.6%，设计效率 *deff* 值取3.5，相对误差 *r* 为15%，根据以上参数取值，计算得到平均每层的样本量约为7265人。考虑到上述分层因素，同时考虑无应答率为10%，计算得到最小样本量为96 871人。

（3）样本的分配：为达到最小样本量，每个监测点抽取600人，总样本量为97 200人（600人/监测点 ×162个监测点 =97 200人）。

4．抽样方法及步骤

采用多阶段分层整群随机抽样，各阶段具体抽样方法及步骤如下：

（1）每个监测点采用与人口规模成比例的整群抽样（*PPS* 抽样）方法随机抽取4个乡镇/街道。

（2）每个抽中的乡镇/街道采用与人口规模成比例的整群抽样（*PPS* 抽样）方法随机抽取3个行政村/居委会。

（3）每个抽中的行政村/居委会采用整群随机抽样方法抽取1个村民小组（自然村）/居民小组（每个村民小组/居民小组至少包括50户村民/居民）。

（4）每个被抽中的村民小组（自然村）/居民小组随机抽取不少于50户居民作为调查户。

（5）在被抽中的调查户中，用 *KISH* 表法每户随机抽取1名18岁及以上居民进行调查。

5．居民户的置换

居民户进行置换的情况包括：住房拆除、无人居住、住户改变、抽取的居民户中没有18岁及以上常住居民、调查对象不在家（经在不同调查日至少重新预约3次之后，仍然不在家）、调查对象拒绝调查（尽量说服调查对象配合调查，但仍拒绝），以及调查对象因健康原因不能接受调查。

置换时按照居住就近的原则，选取与调查户在同一村民/居民小组中未被抽中的居民户，或相邻村民/居民小组中的居民户进行置换，置换居民户的家庭结构要与原居民户相似；置换的百分比不能超过10%。

五、数据库结构及统计分析方法

1. 数据库结构

本次监测数据库包括家庭问卷数据库、个人问卷数据库、血糖数据库及血脂、胰岛素、糖化血红蛋数据库。个人问卷数据库与家庭问卷数据库通过个人编码（IVQID）进行连接，个人问卷数据库与血糖数据库和实验室指标数据库通过采血编码（BLOODID）进行连接。见图1-1-2。

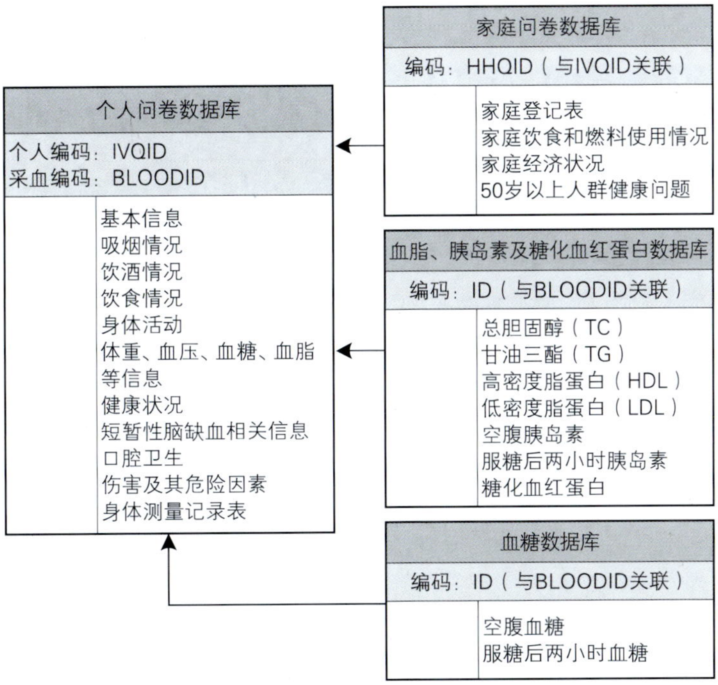

图1-1-2 中国慢性病及其危险因素监测（2010）数据库结构图

经过统一清理，将清理结果返回各监测点进行核查，将修改的结果形成最终数据库，包含98 658条记录，共计863个变量，其中个人问卷550个变量、家庭问卷281个变量、身体测量23个变量、实验室检测9个变量。

2. 数据分析方法

（1）统计分析：本报告主要以年龄、性别、城乡和地域（东部、中部、西部）作为分层因素，采用率、构成比、均数等指标进行统计描述。为使监测结果能够代表 18 岁及以上人群，监测结果采用复杂抽样加权调整方法调整。

对 2004、2007 和 2010 年监测数据进行比较时，截取 18 ~ 69 岁人群进行分析，合计率的比较使用了国家统计局公布的 2010 年全国人口数进行标化，见附录。

全部统计分析使用 SAS 9.2 统计软件完成。

（2）加权调整：由于本次监测采用了不等概率抽样，根据抽样设计，对样本进行抽样加权；由于抽样造成的某些重要指标在样本与总体分布上的偏差（主要为年龄和性别的偏差），因此，进行事后分层调整。

①抽样权重：按照本次监测的抽样设计，样本个体的抽样权重 W_S 如下：

$$W_S=W_{S1}\times W_{S2}\times W_{S3}\times W_{S4}$$

W_{S1} 为样本县 / 区的抽样权重，其值为分层简单随机抽样下样本县 / 区抽样概率的倒数，全国城市地区按东中西、非农人口比例、人口数分为 27 层（其中，非农人口比例、人口数分别按照三分位数进行划分），农村地区按照东中西、GDP、人口数分为 27 层（其中 GDP、人口数分别按照三分位数进行划分），共 54 层，其计算公式如下：

$$W_{S1}=\frac{\text{样本个体所在分层的县 / 区总数}}{\text{样本个体所在分层的县 / 区样本个数}}$$

W_{S2} 为样本乡镇 / 街道的抽样权重，由 SAS 在 PPS 抽样过程中计算生成，其值为与人口数成比例的 PPS 抽样下样本乡镇 / 街道抽样概率的倒数。

W_{S3} 为样本村 / 居委会的抽样权重，由 SAS 在 PPS 抽样过程中计算生成，其值为与人口数成比例的 PPS 抽样下样本村 / 居委会抽样概率的倒数。

W_{S4} 为样本个体的抽样权重，其值为样本个体抽样概率的倒数，计算公式如下：

$$W_{S4}=\frac{\text{样本村 / 居委会常住人口数（}N_4\text{）}}{\text{样本村 / 居委会调查样本数（}n_4\text{）}}$$

②事后分层权重：考虑的分层因素为性别 2 层（男性、女性），年龄 13 层（18 ~ 24，25 ~ 29，30 ~ 34，35 ~ 39，40 ~ 44，45 ~ 49，50 ~ 54，55 ~ 59，60 ~ 64，65 ~ 69，70 ~ 74，75 ~ 79，80 ~ ），城乡 2 层（城市、农村），地区 3 层（东、中、西部）。将抽样权重加权的监测样本与全国样本按照分层因素分为 156 层，计算每层权重值的公式如下：

$$W_{PS}=\frac{\text{总体在第 k 层的人口数}}{\text{样本在第 k 层的抽样权重之和}}$$

样本个体的最终权重：$W=W_S\times W_{PS}$

六、分析指标相关定义和标准

1. 慢性病危险因素

（1）吸烟行为

吸烟者：调查时吸烟的人和以前曾经吸烟的人。

现在吸烟者：调查时吸烟的人。

现在每日吸烟者：调查时存在吸烟行为，并且每日吸烟的人。

戒烟者：既往曾经吸烟，调查时已经不存在吸烟行为的人。

成功戒烟者：戒烟者中，最后一次戒烟距调查时已有 2 年或以上的人。

公共场所有烟：距调查 30 天内，调查对象在某场所内部看到有人吸烟、闻到烟味或者在室内区域看到烟头，即为“有烟”。

现在吸烟率：现在吸烟者在总人群中所占的比例。

现在每日吸烟率：现在每日吸烟者在总人群中所占的比例。

戒烟率：现在已戒烟者在所有吸烟者中所占的比例。

成功戒烟率：成功戒烟者在吸烟者中所占的比例。

日均吸烟量：现在每日吸烟者平均每日吸烟的量（机制卷烟）。

公共场所有烟比例：认为某场所“有烟”者在到过该场所的所有调查对象中所占的比例。

（2）饮酒行为

饮酒：指喝过购买或自制的各类含有酒精成分的饮料，包括啤酒、果酒、白酒、黄酒、糯米酒等。

饮酒者日均酒精摄入量：酒类消费者平均每天所摄入的酒精克数。

危险饮酒：指男性饮酒者平均每天纯酒精摄入量大于等于 41 克，并且小于 61 克的饮酒行为，女性饮酒者平均每天纯酒精摄入量大于等于 21 克，并且小于 41 克的饮酒行为。

有害饮酒：男性平均每天摄入 61 克及以上纯酒精的饮酒行为，女性平均每天摄入 41 克及以上纯酒精的饮酒行为。

过去 30 天饮酒率：过去 30 天内有饮酒行为者占总人群的比例。

过去 12 个月饮酒率：过去 12 个月内有饮酒行为者占总人群的比例。

危险饮酒率：具有危险饮酒行为者占总人群的比例。

有害饮酒率：具有有害饮酒行为者占总人群的比例。

本报告中，高度白酒的酒精度按 52% 计算，低度白酒为 38%；啤酒为 4%；黄酒、糯米酒为 18%；葡萄酒为 10%。

（3）膳食

蔬菜：各种未经特殊加工（如腌、晒、泡制等）的新鲜蔬菜。

水果：各类未经特殊加工（如腌、晒、泡制等）的新鲜水果。

红肉：各类未经特殊加工（如腌、熏、酱等）的新鲜或冷冻的家畜肉，包括猪、牛、羊等。

蔬菜、水果不足：按照世界卫生组织推荐标准，蔬菜水果类每日摄入量至少为400克。本报告中将人均每日摄入量低于400克视为摄入不足。

红肉摄入过多：根据世界癌症研究基金会的推荐，猪、牛、羊肉等红肉类食物平均每日摄入量按生重计算不应超过100克。本报告中将人均每日摄入量在100克以上视为摄入过多。

烹调油摄入过多：按照《中国膳食指南（2007）》的建议，每人日烹调用油摄入量超过25克为摄入过多。

食盐摄入过多：按照《中国膳食指南（2007）》的建议，每人日食盐摄入量超过6克为摄入过多。

（4）身体活动

经常锻炼率：每周参加业余锻炼至少3次，每次至少10分钟者占总人群的比例。

从不锻炼率：通常1周中从不参加锻炼者占总人群的比例。

业余静态行为：指业余时间安静地坐位看电视、使用电脑、玩电子游戏、阅读等静态行为。

上网者：指日常使用电脑、上网本、手机等工具上网的人。

2．主要慢性病患病情况

（1）肥胖：体重指数（body mass index，BMI）的计算公式为：BMI= 体重（千克）/ 身高的平方（米^2）。

按照《中国成人超重和肥胖症预防控制指南》标准，BMI<18.5为低体重；18.5 ≤ BMI<24.0为体重正常；24.0 ≤ BMI<28为超重；BMI ≥ 28为肥胖。

超重率：人群中BMI计算值达到超重范围者所占的比例。

肥胖率：人群中BMI计算值达到肥胖范围者所占的比例。

（2）高血压及其控制：按照《中国高血压防治指南》（2010版）成人高血压诊断标准为在未使用抗高血压药物的情况下，收缩压≥ 140 mmHg（18.6 kPa）和（或）舒张压≥ 90 mmHg（12 kPa）。血压共测量3次，两次间隔大于1分钟，以后两次测量结果的平均值作为最终血压值。

高血压患者：本次监测血压测量结果收缩压（SBP）≥ 140 mmHg和（或）舒张压（DBP）≥ 90 mmHg以上者，或已被乡镇（社区）级或以上医院确诊为高血压的患者。

高血压患病率：高血压患者占总人群的比例。

高血压知晓率：高血压患者中，已被乡镇（社区）级或以上医院确诊为高血压患者的比例。

高血压治疗率：调查前已知晓自己患有高血压者中，采用药物治疗者所占的比例。

高血压控制率：已采用药物治疗的高血压患者中，血压得到有效控制者（收缩

压 <140 mmHg 和舒张压 <90 mmHg）的比例。

首诊血压测量率：指过去一年曾到医院就医的人中，第一位接诊医生对其进行了血压测量的人的比例。

（3）糖尿病及其控制：1999 年 WHO 糖尿病诊断标准为空腹血糖≥ 7.0 mmol/L 和（或）服糖后 2 小时（OGTT–2h）血糖≥ 11.1 mmol/L。

糖尿病患者：本次监测血糖测量结果符合糖尿病诊断标准者和（或）已被乡镇 / 社区级或以上医院确诊为糖尿病者。

糖尿病患病率：糖尿病患者占总人群的比例。

糖尿病知晓率：所有糖尿病者中，已明确被乡镇 / 社区级或以上医院诊断为糖尿病患者的比例。

糖尿病治疗率：已知晓自己患有糖尿病者中，采取措施（包括生活方式改变和药物）控制血糖者的比例。

糖尿病控制率：已采取措施治疗的糖尿病患者中，通过治疗目前空腹血糖不高于 7.0 mmol/L 的患者比例。

（4）血脂异常及其控制：按照《中国成人血脂异常防治指南》（2007 版）的成人血脂异常诊断标准为总胆固醇（TC）≥ 6.22 mmol/L（240 mg/dl）为高胆固醇血症；高密度脂蛋白胆固醇（HDL–C）＜ 1.04 mmol/L（40 mg/dl）为低高密度脂蛋白胆固醇血症；低密度脂蛋白胆固醇（LDL–C）≥ 4.14 mmol/L（160 mg/dl）为高低密度脂蛋白胆固醇血症；甘油三酯（TG）≥ 2.26 mmol/L（200 mg/dl）为高甘油三酯血症。

高胆固醇血症患病率：指高胆固醇血症者占所有血脂检测者的比例。

高甘油三酯血脂患病率：指高甘油三酯血症者占所有血脂检测者的比例。

高低密度脂蛋白胆固醇血症患病率：指高低密度脂蛋白胆固醇血症者占所有血脂检测者的比例。

低高密度脂蛋白胆固醇血症患病率：指低高密度脂蛋白胆固醇血症者占所有血脂检测者的比例。

七、样本代表性评价

1．样本与全国人口年龄结构

调查地区样本人口年龄结构与 2010 年国家统计局发布的全国人口结构相比，18 ~ 24 岁年龄组人口数偏少，但 45 岁及以上人口偏多，女性人口偏多。见图 1–1–3，图 1–1–4。因此，采用事后分层方法调整人口年龄结构。

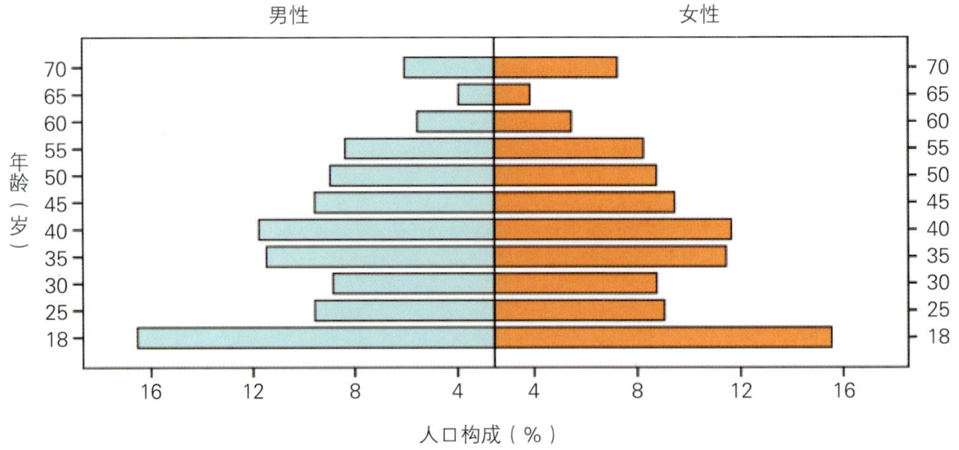

图 1-1-3　2010 年全国人口金字塔

资料来源：全国人口数据来自国家统计局 2010 年全国人口数据。

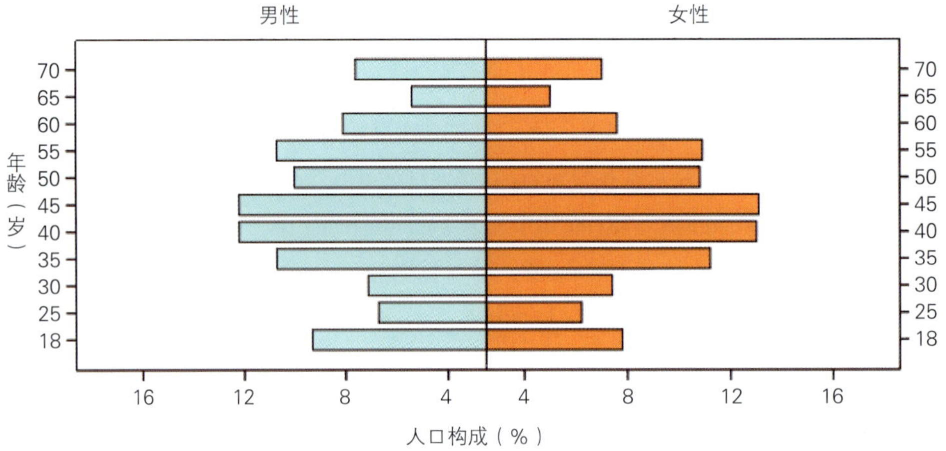

图 1-1-4　中国慢性病及其危险因素监测（2010）样本人口金字塔

2. 玛叶指数（Myer's Index）

玛叶指数是判断调查质量的一种指标，它假设在一个不存在任何数据偏好的人口中，调查对象年龄尾数（即个位数字）的分布是均匀的。调查人口的年龄分布与理论分布差数的绝对值之和为玛叶指数。如果玛叶指数大于 60，可以肯定地说明调查人口存在严重的年龄偏好。本次监测的玛叶指数为 5.39，说明无年龄偏好。结果见表 1-1-1。

表 1-1-1 样本人口玛叶指数计算结果

年龄尾数	18岁及以上			30岁及以上			(3)+(6) (7)	百分构成(%)	与10%的绝对差
	个数(1)	权数(2)	个数×权数(3)	个数(4)	权数(5)	个数×权数(6)			
0	10 186	1	10 186	9122	9	82 098	92 284	9.88	0.12
1	8858	2	17 716	7884	8	63 072	80 788	8.65	1.35
2	9729	3	29 187	8663	7	60 641	89 828	9.62	0.38
3	9385	4	37 540	8072	6	48 432	85 972	9.21	0.79
4	10 093	5	50 465	8677	5	43 385	93 850	10.05	0.05
5	9926	6	59 556	8789	4	35 156	94 712	10.14	0.14
6	9609	7	67 263	8543	3	25 629	92 892	9.95	0.05
7	9878	8	79 024	8716	2	17 432	96 456	10.33	0.33
8	11 529	9	103 761	8628	1	8628	112 389	12.04	2.04
9	9465	10	94 650	6853	0	0	94 650	10.14	0.14
总和							933 821	100.00	5.39

八、质量控制

为保证慢性病及其危险因素监测的质量以及监测工作的顺利开展，国家项目工作组制定了统一的质量控制方案，建立了由国家、省级和监测点三级组成的质量控制网络，并明确了各级、各部门及人员的职责。针对贯穿整个监测过程的各个关键环节，如监测方案与问卷修订、现场预实验、抽样、国家级培训、物资准备、问卷调查、身体测量、实验室检测、数据录入、清理与分析等，确定了相应的统一的质量控制方法。各阶段及环节的具体质控内容及有关质控结果如下。

1．现场调查前期的质量控制

（1）监测方案与问卷修订：国家项目工作组及专家组参考国内外相关监测和调查的方案及问卷，结合 2004 年和 2007 年两次慢性病及其危险因素监测经验，通过多轮专家咨询、论证及两次现场预试验，最终确定监测方案及监测问卷。

（2）抽样：国家项目工作组对监测点人口资料的准确性提出了要求，制定了抽样方案，并规定了严格的置换原则。监测点调查队在进行调查户预约时，必须严格遵照置换原则进行置换并记录置换原因。

（3）培训：本项目采取两级培训方式，由国家级师资对省和监测点两级监测机构的技术骨干进行国家级培训，各省按照国家项目培训方案并结合实际进行二级培训。国家级培训为省级和监测点培训技术骨干共 1096 人，学员综合考评合格率达到 100%，优秀率达到 95%。所有监测工作人员必须通过培训考核，合格方能参加监测工作。

（4）物资准备：国家项目工作组为各级监测机构统一提供监测工作手册和调查问卷、电子血压计（其中已使用过的电子血压计经厂家校准、质检部门质量鉴定合格后投入使用，新购置相同品牌的电子血压计作为补充）、腰围尺和采血工具。对需要各地自行印制的材料，由国家项目工作组提供电子版格式；对需要各地自行准备的仪器由国家项目组提出统一要求。

（5）监测点实验室性能验证：监测点负责进行空腹及餐后 2 小时血糖检测的实验室必须在通过性能验证后才能开展现场工作。

2．现场调查阶段的质量控制

（1）三级督导：国家项目工作组制定了国家级督导方案，派督导员到每个省第一个启动现场调查的监测点和部分现场实施阶段监测点进行调研、指导。实际派出督导员 127 人次，对 52 个监测点（占 32.1%）进行了技术指导及督导。省质量控制工作队派督导员到各个监测点进行现场督导，监测点设专人负责现场调查质量。

（2）调查对象核查：国家和省级督导实际抽查了 3355 名调查对象，占总调查人数的 3.5%，与抽样结果符合率为 99.9%。

（3）询问调查：询问调查的质控措施包括问卷调查员的自查、监测点质量控制员现场复查、国家级和省级督导员抽查问卷、省级质控员抽查部分调查对象复核 10 个问题等措施。国家级督导共计抽查 546 份问卷，漏项率、逻辑错误率和填写不清率分别为 8.6%、4.3% 和 5.0%；省级督导共计抽查 6360 份问卷，漏项率、逻辑错误率和填写不清率分别为 7.5%、5.8% 和 2.8%；省级二次抽查 2943 名调查对象，复核 10 个问题，一致率为 99.9%。

（4）身体测量：对身高、体重、腰围和血压等 4 个项目的测量，要求每项由 2 名测量员完成。国家级和省督导员分别在监测点针对每个体测项目抽取一定比例的调查对象进行复核测量，以督导员测量结果为标准，与测量员测量结果进行比对，发现问题及时纠正。国家级督导共计复测 263 人的身高、体重和腰围，合格（测量员与督导员测量均值之差，身高≤ 1 cm，体重≤ 0.2 kg，腰围≤ 2 cm）率均为 100%；复测 260 人的血压，收缩压和舒张压合格（测量员与督导员测量均值之差，收缩压≤ 10 mmHg，舒张压≤ 10 mmHg）率均为 100%。省级督导共计复测了 6360 人的身高、体重和腰围，合格率分别为 96.8%、95.7% 和 100.0%；复测了 3538 人的血压，收缩压和舒张压的合格率分别为 96.3% 和 97.7%。

（5）血样采集、处理、运输与保存：国家项目工作组对调查现场血样采集与处理的场所、操作流程、保存条件等严格要求，并统一提供采血工具。

（6）实验室检测

①监测点实验室：监测点实验室血糖检测开始后，每日的血样开始检测前和结束检测后均须检测质控样品。如果质控样品检测结果出现失控，则该日血样检测结果无效，必须查出问题，

采取纠正措施并重新检测，质控样品检测结果在质控后再重复检测血样。每个工作日检测一次盲样，每完成一个村/居委会的血样测定，向国家项目工作组上报一次数据。国家项目工作组指定专人每日核查各地上传的盲样检测结果，发现问题及时与监测点实验室联系，查找原因，再次检测该盲样结果所属的批次样品。

②国家项目检测中心：国家项目检测中心在检测开始前对所有检测项目建立标准操作流程，完成所有项目的性能验证，确保检测的准确性。按照卫生部临检中心颁布的临床实验室质量控制规范，使用第三方质控品进行每日的质量控制。每个检测项目每天进行 3 次 2 ~ 3 个水平的质控样品检测，分别在样本检测开始前、检测中、检测结束后进行。对于可能影响检测结果的溶血、脂血等标本的状况进行记录。定期进行实验室间比对，保证检测结果的准确性。

3．现场调查后期的质量控制

（1）数据录入：各监测点采用国家项目工作组提供的统一录入软件进行两次平行数据录入，省级项目工作组负责数据库审核。国家项目工作组预先制订数据验收方案，按监测点对数据库进行核查，核查结果反馈相关省及监测点。

（2）数据清理与分析：国家项目工作组及专家组经多次讨论确定数据清理与分析方案。两组人独立撰写数据清理程序，出具清理结果。数据库验收共收到 98 712 条记录，由于个人关键信息和抽样信息缺失，删除 54 条记录。全国 162 个监测点数据库在家庭问卷、个人问卷、身体测量以及血液检测各个部分的完整率均超过 99%。数据清理主要针对 98 658 条记录的 326 个核心变量的 3200 万个数据点中存在的缺失、逻辑错误和不合理值进行清理，每个核心变量的错误率均小于 1%。将出现逻辑错误、缺失以及不合理值的记录反馈给各省及监测点，由省或监测点核对问卷并对录入错误做相应修改后，返回至国家项目工作组。数据清理人员将修改后的结果导入数据库，再进行一次数据清理，最后形成最终数据库。

由两组人员严格按照数据分析方案独立编写分析程序。数据清理和分析的结果除内部进行比对查错以外，还需接受外部专家对程序和结果的审核。

第二章　调查结果

第一节 调查对象基本情况

一、不同地区调查对象的性别、年龄分布

本次监测有效样本为 98 658 人，其中男性 45 143 人，占 45.8%，女性 53 515 人，占 54.2%，女性比例高于男性；18 ~ 44 岁、45 ~ 59 岁、60 岁及以上人群分别为 45 177 人（45.8%）、33 500 人（34.0%）和 19 981 人（20.2%）。

城市 38 928 人，占 39.5%，农村 59 730 人，占 60.5%，农村居民的比例高于城市；东、中、西部地区分别为 32 965 人（33.4%）、30 569 人（31.0%）和 35 124 人（35.6%）。见表 2-1-1、2-1-2。

表 2-1-1 不同性别、年龄、地区调查样本数

		合计				城市				农村			
		小计	东部	中部	西部	小计	东部	中部	西部	小计	东部	中部	西部
合计	小计	98 658	32 965	30 569	35 124	38 928	16 395	13 397	9136	59 730	16 570	17 172	25 988
	18 ~ 44岁	45 177	13 043	14 256	17 878	17 183	6580	6179	4424	27 994	6463	8077	13 454
	45 ~ 59岁	33 500	12 247	10 375	10 878	13 450	6097	4456	2897	20 050	6150	5919	7981
	60岁及以上	19 981	7675	5938	6368	8295	3718	2762	1815	11 686	3957	3176	4553
男性	小计	45 143	14 869	14 031	16 243	17 281	7230	5959	4092	27 862	7639	8072	12 151
	18 ~ 44岁	20 782	5856	6579	8347	7834	2963	2840	2031	12 948	2893	3739	6316
	45 ~ 59岁	14 841	5341	4623	4877	5676	2536	1892	1248	9165	2805	2731	3629
	60岁及以上	9520	3672	2829	3019	3771	1731	1227	813	5749	1941	1602	2206
女性	小计	53 515	18 096	16 538	18 881	21 647	9165	7438	5044	31 868	8931	9100	13 837
	18 ~ 44岁	24 395	7187	7677	9531	9349	3617	3339	2393	15 046	3570	4338	7138
	45 ~ 59岁	18 659	6906	5752	6001	7774	3561	2564	1649	10 885	3345	3188	4352
	60岁及以上	10 461	4003	3109	3349	4524	1987	1535	1002	5937	2016	1574	2347

表 2-1-2 不同性别、年龄、地区调查对象构成（%）

		合计				城市				农村			
		小计	东部	中部	西部	小计	东部	中部	西部	小计	东部	中部	西部
合计	小计	100.0	100.0	100.0	100.0	100.0	100.0	100.0	100.0	100.0	100.0	100.0	100.0
	18 ~ 44岁	45.8	39.6	46.6	50.9	44.1	40.1	46.1	48.4	46.9	39.0	47.0	51.8
	45 ~ 59岁	34.0	37.2	33.9	31.0	34.6	37.2	33.3	31.7	33.6	37.1	34.5	30.7
	60岁及以上	20.3	23.3	19.4	18.1	21.3	22.7	20.6	19.9	19.6	23.9	18.5	17.5

续表

		合计				城市				农村			
		小计	东部	中部	西部	小计	东部	中部	西部	小计	东部	中部	西部
男性	小计	45.8	45.1	45.9	46.2	44.4	44.1	44.5	44.8	46.6	46.1	47.0	46.8
	18～44岁	21.1	17.8	21.5	23.8	20.1	18.1	21.2	22.2	21.7	17.5	21.8	24.3
	45～59岁	15.0	16.2	15.1	13.9	14.6	15.5	14.1	13.7	15.3	16.9	15.9	14.0
	60岁及以上	9.6	11.1	9.3	8.6	9.7	10.6	9.2	8.9	9.6	11.7	9.3	8.5
女性	小计	54.2	54.9	54.1	53.8	55.6	55.9	55.5	55.2	53.4	53.9	53.0	53.2
	18～44岁	24.7	21.8	25.1	27.1	24.0	22.1	24.9	26.2	25.2	21.5	25.3	27.5
	45～59岁	18.9	20.9	18.8	17.1	20.0	21.7	19.1	18.0	18.2	20.2	18.6	16.7
	60岁及以上	10.6	12.1	10.2	9.5	11.6	12.1	11.5	11.0	9.9	12.2	9.2	9.0

二、不同地区调查对象的婚姻状况、教育水平、职业和民族分布

调查样本中，文盲 / 半文盲、小学、初中、高中 / 中专、大专及以上教育水平者的比例依次为 22.4%、19.2%、31.8%、16.3% 和 8.3%。农村小学及以下文化程度者的比例（53.8%）明显高于城市（28.1%），而城市高中或中专及以上学历所占比例（39.7%）明显高于农村（14.6%）。

调查样本中，已婚 / 同居者比例最高，占 81.3%，其次离婚 / 丧偶者占 10.0%，单身者占 8.5%。

调查样本中，农林牧渔水利从业人员最多，占 47.2%；其次为家务人员，占 12.5%；离退休人员、专业技术人员、服务业人员分别占 8.2%、5.8% 和 5.7%，生产、运输从业人员占 3.8%，办事人员占 3.6%，商业、行政干部占 2.0%；军人最少，仅占 0.1%。

调查样本中，汉族居民比例最高，占 85.1%；藏族其次，占 3.7%。见表 2–1–3。

表 2–1–3　不同地区调查样本的教育水平、婚姻状况、职业和民族构成（%）

	合计				城市				农村			
	小计	东部	中部	西部	小计	东部	中部	西部	小计	东部	中部	西部
教育水平												
文盲/半文盲	24.4	21.0	19.6	31.9	14.2	13.6	12.9	17.2	31.1	28.4	24.8	37.0
小学	19.2	18.5	18.9	20.2	13.9	13.9	13.6	14.4	22.7	23.0	23.0	22.3
初中	31.8	33.3	34.5	28.1	32.2	32.9	33.8	28.5	31.6	33.6	35.1	27.9
高中/中专	16.3	18.0	17.9	13.3	24.6	24.6	24.6	24.6	10.8	11.4	12.6	9.3
大专及以上	8.3	9.3	9.1	6.6	15.1	15.1	15.1	15.3	3.8	3.6	4.5	3.5
婚姻状况												
单身	8.5	7.7	9.1	8.8	10.9	9.8	11.4	12.2	7.0	5.7	7.3	7.6
已婚/同居	81.3	82.7	79.6	81.4	78.9	80.7	77.6	77.7	82.8	84.7	81.2	82.7
离婚/丧偶/分居	10.0	9.2	11.1	9.6	9.9	9.1	10.9	10.0	10.0	9.3	11.3	9.5
其他	0.2	0.3	0.2	0.1	0.2	0.4	0.1	0.1	0.2	0.3	0.2	0.2

续表

	合计				城市				农村			
	小计	东部	中部	西部	小计	东部	中部	西部	小计	东部	中部	西部
职业												
农林牧渔水利	47.2	37.1	44.6	59.0	21.3	17.5	25.3	22.1	64.1	56.5	59.6	71.9
生产运输	3.8	5.8	3.3	2.5	4.5	5.5	4.0	3.6	3.4	6.1	2.8	2.1
商业服务	5.7	6.3	6.5	4.3	8.8	8.3	8.8	9.5	3.6	4.3	4.7	2.5
行政干部	2.0	2.2	1.8	2.0	3.0	3.4	2.3	3.2	1.3	1.1	1.3	1.5
办事人员	3.6	4.2	4.1	2.5	6.7	6.9	6.5	6.8	1.5	1.6	2.2	1.0
技术人员	5.8	6.3	6.5	4.7	8.5	8.7	8.2	8.4	4.0	3.8	5.1	3.4
军人	0.1	0.1	0.2	0.0	0.1	0.1	0.2	0.1	0.0	0.0	0.1	0.0
其他劳动者	6.2	7.4	6.2	5.1	9.6	9.0	9.8	10.3	4.0	5.7	3.4	3.2
在校学生	1.5	1.5	1.4	1.6	2.3	2.2	1.7	3.4	1.0	0.9	1.3	1.0
未就业	3.5	3.6	4.4	2.5	5.8	5.2	6.4	5.7	2.0	2.1	2.8	1.4
家务	12.5	14.9	12.5	10.3	12.1	13.9	10.2	11.9	12.8	15.9	14.3	9.8
离退休人员	8.2	10.6	8.7	5.5	17.3	19.3	16.6	15.0	2.2	2.0	2.5	2.2
民族												
汉族	85.1	94.7	95.9	66.8	94.1	97.2	97.4	83.6	79.3	92.1	94.8	60.9
壮族	1.1	0.3	0.3	2.6	0.8	0.3	0.4	2.1	1.3	0.3	0.3	2.7
满族	1.5	3.9	0.6	0.2	0.8	0.9	0.9	0.4	2.1	6.8	0.4	0.2
回族	0.6	0.4	0.3	1.2	1.0	0.7	0.6	2.2	0.4	0.1	0.1	0.8
苗族	0.8	0.0	1.5	1.1	0.1	0.0	0.0	0.2	1.4	0.0	2.6	1.4
维吾尔族	1.9	0.0	0.0	5.4	0.1	0.0	0.0	0.3	3.1	0.0	0.0	7.1
彝族	1.0	0.0	0.0	2.9	0.8	0.0	0.0	3.2	1.2	0.0	0.0	2.8
土家族	0.2	0.0	0.4	0.1	0.1	0.0	0.3	0.1	0.2	0.0	0.4	0.2
蒙古族	0.9	0.2	0.1	2.2	0.2	0.1	0.2	0.4	1.3	0.3	0.0	2.8
朝鲜族	0.2	0.0	0.7	0.0	0.0	0.0	0.1	0.0	0.4	0.0	1.3	0.0
藏族	3.7	0.0	0.0	10.3	1.6	0.0	0.0	6.6	5.0	0.0	0.0	11.6
其他	2.8	0.5	0.1	7.4	0.5	0.6	0.2	0.7	4.3	0.3	0.1	9.7

第二节　慢性病危险因素

一、吸烟行为

1. 样本情况

吸烟行为部分有效样本量为 98 526 人，男性 45 082 人，女性 53 444 人；其中城市 38 872 人，农村 59 654 人；东、中、西部地区样本量分别为 32 913 人、30 518 人和 35 095 人。

2. 吸烟情况

（1）现在吸烟率：2010 年 18 岁及以上居民现在吸烟率为 28.3%，男性（53.3%）明显高于女性（2.5%）；男性中，以 45 ~ 59 岁组吸烟率为最高（58.9%），60 岁及以上组最低（46.5%）；女性的现在吸烟率随着年龄的增长而增高（18 ~ 44 岁组 1.6%，60 岁及以上组 5.0%）。

城乡居民现在吸烟率分别为 27.9%（男性 52.5%，女性 2.7%）和 28.4%（男性 53.6%，女性 2.4%），城乡差别不明显。东、中、西部地区现在吸烟率依次为 27.7%（男性 52.8%，女性 2.3%）、28.5%（男性 53.0%，女性 3.1%）、28.9%（男性 54.2%，女性 2.1%）；西部城市男性现在吸烟率（57.9%）明显高于东部城市（50.2%）和中部城市（51.8%）。见表 2-2-1。

表 2-2-1　不同性别、年龄、地区居民现在吸烟率（%）

		合计				城市				农村			
		小计	东部	中部	西部	小计	东部	中部	西部	小计	东部	中部	西部
合计	小计	28.3	27.7	28.5	28.9	27.9	26.5	27.8	30.9	28.4	28.4	28.7	28.1
	18～44岁	27.7	26.5	27.8	29.2	27.7	25.2	28.0	31.8	27.7	27.2	27.7	28.3
	45～59岁	31.4	31.3	31.7	31.2	31.4	31.1	30.4	33.5	31.4	31.4	32.1	30.3
	60岁及以上	25.2	25.4	26.1	24.1	22.4	21.8	22.6	23.6	26.6	27.8	27.3	24.2
男性	小计	53.3	52.8	53.0	54.2	52.5	50.2	51.8	57.9	53.6	54.6	53.3	52.9
	18～44岁	52.5	50.9	52.2	54.9	52.1	47.7	52.8	59.6	52.6	52.8	52.0	53.3
	45～59岁	58.9	59.6	58.4	58.4	58.9	58.8	55.5	63.1	59.0	60.3	59.5	56.5
	60岁及以上	46.5	47.2	46.8	45.2	41.6	41.0	41.3	43.3	48.8	51.4	48.6	45.9
女性	小计	2.5	2.3	3.1	2.1	2.7	2.5	3.2	2.7	2.4	2.1	3.0	1.8
	18～44岁	1.6	1.3	1.9	1.5	2.0	1.8	2.1	2.2	1.4	1.0	1.9	1.2
	45～59岁	2.9	2.4	3.8	2.5	3.0	2.6	4.4	2.4	2.8	2.2	3.6	2.5
	60岁及以上	5.0	5.0	6.2	3.6	4.6	4.3	5.1	4.7	5.2	5.5	6.5	3.2

2004、2007 和 2010 年监测结果显示，18 ~ 69 岁男性居民标化现在吸烟率分别为 58.7%、58.2% 和 54.0%，变化较小。考察各年龄组的现在吸烟率，2004 年与 2007 年相比无明显变化，2007 年与 2010 年相比各年龄组均有所下降，尤其是 50 岁以下各年龄组现在吸烟率明显下降，如图 2-2-1。

（2）现在每日吸烟率：2010 年 18 岁及以上居民现在每日吸烟率为 24.9%，男性（47.0%）明显高于女性（2.0%）；男性中，以 45 ~ 59 岁组为最高（53.7%），60 岁及以上组最低（41.5%）；女性居民的现在每日吸烟率随着年龄的增长而增高（18 ~ 44 岁组 1.2%，45 ~ 59 岁组 2.5%，60 岁及以上组 4.3%）。

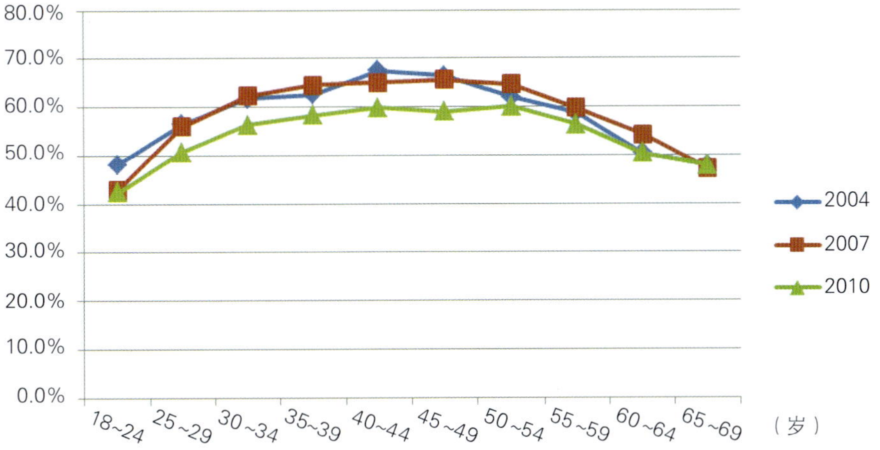

图 2-2-1　2004、2007 和 2010 年 18 ~ 69 岁男性居民现在吸烟率（%）比较

城乡居民现在每日吸烟率分别为 24.5%（男性 46.3%，女性 2.2%）和 25.1%（男性 47.4%，女性 2.0%），城乡差别较小；东、中、西部地区居民现在每日吸烟率依次为 24.5%（男性 46.8%，女性 1.9%）、24.8%（男性 46.2%，女性 2.5%）、25.6%（男性 48.3%，女性 1.6%）；西部城市男性现在每日吸烟率（51.4%）明显高于东部城市（44.5%）和中部城市（44.9%）。见表 2-2-2。

表 2-2-2　不同性别、年龄、地区居民现在每日吸烟率（%）

		合计				城市				农村			
		小计	东部	中部	西部	小计	东部	中部	西部	小计	东部	中部	西部
合计	小计	24.9	24.5	24.8	25.6	24.5	23.4	24.0	27.2	25.1	25.2	25.0	25.0
	18 ~ 44岁	23.9	22.8	23.7	25.6	23.6	21.5	23.4	27.8	24.0	23.5	23.8	24.9
	45 ~ 59岁	28.5	28.5	28.5	28.6	28.6	28.4	27.6	30.2	28.5	28.5	28.8	27.9
	60岁及以上	22.4	23.0	22.8	21.2	19.9	19.7	19.7	20.5	23.7	25.3	23.8	21.5
男性	小计	47.0	46.8	46.2	48.3	46.3	44.5	44.9	51.4	47.4	48.4	46.6	47.2
	18 ~ 44岁	45.5	44.0	44.7	48.3	44.8	41.0	44.5	52.4	45.8	45.8	44.8	46.9
	45 ~ 59岁	53.7	54.4	52.7	53.7	53.8	53.9	50.5	57.3	53.6	54.8	53.4	52.2
	60岁及以上	41.5	42.8	40.9	40.2	37.1	37.0	36.1	38.1	43.6	46.8	42.5	41.0

续表

		合计				城市				农村			
		小计	东部	中部	西部	小计	东部	中部	西部	小计	东部	中部	西部
女性	小计	2.0	1.9	2.5	1.6	2.2	2.0	2.5	2.0	2.0	1.8	2.6	1.5
	18～44岁	1.2	0.9	1.5	1.1	1.4	1.3	1.3	1.6	1.1	0.7	1.5	0.9
	45～59岁	2.5	2.0	3.4	2.1	2.5	2.1	3.9	1.9	2.4	2.0	3.2	2.2
	60岁及以上	4.3	4.5	5.3	2.8	3.9	3.9	4.4	3.6	4.4	4.9	5.6	2.5

2004、2007 和 2010 年监测结果显示，18 ～ 69 岁男性居民标化现在每日吸烟率依次为 50.7%、50.0%、47.9%，呈轻微下降趋势。考察各年龄组可见，中间年龄组（25 ～ 54 岁的各组）的现在每日吸烟率 2010 年较 2007 年有一定程度的下降，18 ～ 24 岁组和 55 岁及以上各年龄组的变化幅度较小。如图 2-2-2。

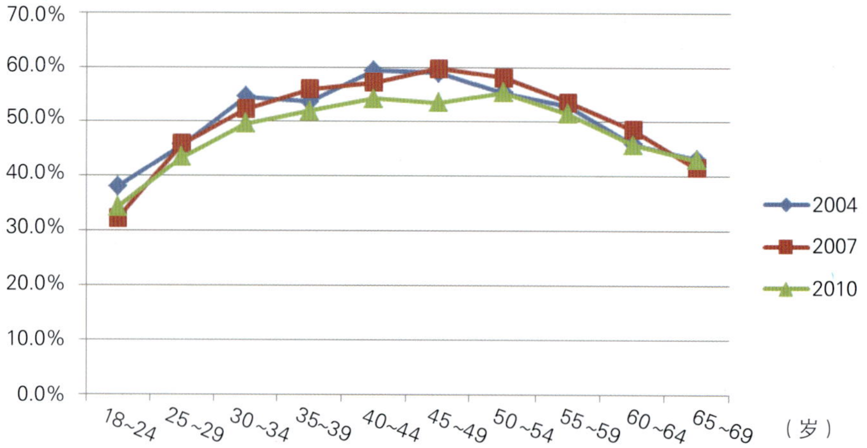

图 2-2-2　2004、2007 和 2010 年 18 ～ 69 岁男性居民现在每日吸烟率（%）比较

（3）平均开始每日吸烟年龄：2010 年 18 岁及以上吸烟者平均开始每日吸烟年龄为 20.5 岁，男性（20.2 岁）明显早于女性（26.8 岁）。城市和农村平均开始每日吸烟年龄分别为 20.6 岁、20.5 岁；东、中、西部地区平均开始每日吸烟年龄依次为 20.9 岁、20.6 岁、19.9 岁，平均开始每日吸烟年龄的城乡和地区差别均较小。见表 2-2-3。

表 2-2-3　不同性别、年龄、地区吸烟者平均开始每日吸烟年龄（岁）

		合计				城市				农村			
		小计	东部	中部	西部	小计	东部	中部	西部	小计	东部	中部	西部
合计	小计	20.5	20.9	20.6	19.9	20.6	20.9	20.8	19.9	20.5	20.8	20.5	20.0
	18～44岁	19.2	19.5	19.2	18.7	19.3	19.7	19.3	18.8	19.1	19.4	19.2	18.6
	45～59岁	21.4	21.5	21.6	21.1	21.2	21.3	21.8	20.5	21.5	21.6	21.6	21.3
	60岁及以上	23.8	23.9	24.1	23.5	24.1	23.9	25.2	23.6	23.7	23.9	23.7	23.5

续表

		合计				城市				农村			
		小计	东部	中部	西部	小计	东部	中部	西部	小计	东部	中部	西部
男性	小计	20.2	20.6	20.3	19.7	20.3	20.6	20.5	19.6	20.2	20.6	20.2	19.8
	18～44岁	19.1	19.5	19.1	18.6	19.2	19.6	19.2	18.6	19.0	19.4	19.1	18.6
	45～59岁	21.1	21.2	21.3	20.8	20.9	21.0	21.3	20.3	21.2	21.3	21.3	21.1
	60岁及以上	23.2	23.3	23.4	22.8	23.3	23.2	24.3	22.6	23.1	23.3	23.2	22.9
女性	小计	26.8	27.4	26.1	27.0	27.5	27.4	27.2	28.3	26.4	27.4	25.7	26.4
	18～44岁	22.2	21.4	22.9	22.3	22.8	22.1	21.7	25.2	22.0	20.7	23.2	20.7
	45～59岁	28.0	29.9	26.7	27.4	28.7	29.5	28.0	27.5	27.7	30.2	26.2	27.3
	60岁及以上	30.0	29.8	28.8	32.8	31.5	30.5	31.9	33.2	29.3	29.4	28.0	32.6

（4）日均吸烟量：2010 年 18 岁及以上现在每日吸烟者日均吸烟量为 17.6 支，男性（17.8 支）大于女性（12.9 支）；男性中，以 45 ～ 59 岁组（19.5 支）为最高，女性以 60 岁及以上组（11.5 支）为最高。城市和农村日均吸烟量分别为 16.8 支、18.0 支；城市男性的日均吸烟量（17.0 支）略小于农村（18.2 支），但城市女性的日均吸烟量（13.4 支）略大于农村（12.6 支）。东、中、西部地区日均吸烟量依次为 18.0 支、18.0 支、16.8 支。无论城乡及性别，西部地区的日均吸烟量均略低于东部和中部地区。见表 2-2-4。

表 2-2-4　不同性别、年龄、地区现在每日吸烟者日均吸烟量（支，机制卷烟）

		合计				城市				农村			
		小计	东部	中部	西部	小计	东部	中部	西部	小计	东部	中部	西部
合计	小计	17.6	18.0	18.0	16.8	16.8	17.0	17.4	16.0	18.0	18.7	18.1	17.1
	18～44岁	17.0	17.1	17.3	16.6	15.9	15.5	16.6	15.7	17.5	17.9	17.5	17.0
	45～59岁	19.5	20.0	19.9	17.9	18.7	19.0	19.2	17.2	19.9	20.9	20.1	18.2
	60岁及以上	16.3	16.7	16.8	14.7	16.0	16.1	16.6	14.9	16.4	17.0	16.9	14.6
男性	小计	17.8	18.1	18.2	16.9	17.0	17.1	17.6	16.1	18.2	18.8	18.4	17.2
	18～44岁	17.1	17.1	17.4	16.7	15.9	15.5	16.8	15.7	17.6	18.0	17.6	17.1
	45～59岁	19.7	20.2	20.2	18.1	18.8	19.0	19.6	17.4	20.2	21.1	20.4	18.4
	60岁及以上	16.8	17.1	17.4	15.1	16.5	16.6	17.1	15.5	16.9	17.5	17.5	15.0
女性	小计	12.9	14.0	12.5	11.5	13.4	14.4	12.5	12.6	12.6	13.8	12.4	10.6
	18～44岁	13.2	14.0	12.8	12.7	13.2	13.3	12.0	14.2	13.2	14.7	13.1	11.6
	45～59岁	14.0	15.9	13.2	11.6	15.3	17.8	13.4	12.1	13.1	14.3	13.1	11.3
	60岁及以上	11.5	12.5	11.2	9.2	11.5	11.9	11.7	10.6	11.5	12.8	11.1	7.7

（5）不同场所的有烟状况：2010 年 18 岁及以上居民在 30 天内看到餐厅有烟比例（80.3%）明显高于其他场所，其他场所依次为政府机构（大楼或办公室）（54.4%）、公共交通工具（52.1%）、医疗机构（42.8%），学校的 30 天内有烟比例最低（39.4%）。

各种场所的有烟比例均呈现城市低于农村、东部地区低于中部和西部地区的特征。餐厅有烟比例的城乡和区域差别较小（城市略低于农村，东部略低于中部和西部地区）；学校有烟比例为城市明显低于农村，东部和中部地区明显低于西部地区；政府机构和医疗卫生机构的有烟比例为：城市低于农村，东、中、西部地区依次增高；公共交通工具的有烟比例为：城市低于农村，东部地区明显低于中部和西部地区。见表 2-2-5。

表 2-2-5　不同地区公共场所有烟比例（%）

	政府大楼或办公室	医疗卫生机构	学校	餐厅	公共交通工具
合计	54.4	42.8	39.4	80.3	52.1
城市	39.3	30.6	26.4	76.0	33.3
农村	63.5	49.6	45.4	83.3	64.2
东部	49.4	38.0	36.9	76.2	40.3
中部	54.3	44.6	37.7	84.9	59.3
西部	60.6	47.3	44.4	80.5	58.9

3．戒烟情况

（1）戒烟率：2010 年 18 岁及以上吸烟者的戒烟率为 15.3%，男性（14.8%）明显低于女性（25.6%）；男性戒烟率均随着年龄的增长而增高（18 ~ 44 岁组 9.1%，45 ~ 59 岁组 16.1%，60 岁及以上组 30.9%），女性戒烟率有着相似的规律（18 ~ 44 岁组 18.7%，45 ~ 59 岁组 23.8%，60 岁及以上组 33.2%）。城乡吸烟者戒烟率分别为 16.7%（男性 16.0%，女性 27.9%）和 14.7%（男性 14.2%，女性 24.4%）；男性人群中，60 岁及以上组的戒烟率城市（36.8%）明显高于农村（28.1%）。东、中、西部地区吸烟者戒烟率依次为 15.8%（男性 15.2%，女性 28.2%）、15.0%（男性 14.6%，女性 22.1%）、15.0%（男性 14.5%，女性 27.3%）。无论性别及城乡，东、中、西部地区的戒烟率差别均较小。见表 2-2-6。

表 2-2-6　不同性别、年龄、地区吸烟者戒烟率（%）

		合计				城市				农村			
		小计	东部	中部	西部	小计	东部	中部	西部	小计	东部	中部	西部
合计	小计	15.3	15.8	15.0	15.0	16.7	17.5	15.1	16.8	14.7	14.7	15.0	14.3
	18～44岁	9.4	9.6	9.3	9.2	9.6	10.5	7.9	9.9	9.3	9.2	9.8	8.9
	45～59岁	16.5	16.2	16.9	16.4	16.5	16.3	17.2	16.3	16.5	16.1	16.8	16.5
	60岁及以上	31.1	30.8	30.3	32.6	36.7	36.5	34.9	38.8	28.6	27.2	28.9	30.0
男性	小计	14.8	15.2	14.6	14.5	16.0	16.6	14.8	16.2	14.2	14.3	14.6	13.8
	18～44岁	9.1	9.2	9.2	8.9	9.0	9.7	7.8	9.2	9.1	9.0	9.6	8.7
	45～59岁	16.1	15.7	16.4	16.4	16.0	15.7	16.6	16.4	16.2	15.8	16.4	16.4
	60岁及以上	30.9	30.7	30.3	31.8	36.8	36.1	35.8	39.2	28.1	27.3	28.6	28.7
女性	小计	25.6	28.2	22.1	27.3	27.9	32.8	19.9	26.9	24.4	24.1	22.9	27.6
	18～44岁	18.7	24.2	12.4	21.0	22.9	28.7	8.9	26.2	16.0	19.1	13.6	17.4
	45～59岁	23.8	27.0	23.2	18.6	25.6	29.4	24.4	15.4	22.6	24.7	22.6	19.8
	60岁及以上	33.2	31.9	30.1	40.5	35.4	39.7	26.5	34.7	32.1	26.6	31.1	43.4

2004、2007 和 2010 年监测结果显示，18 ~ 69 岁男性吸烟者标化戒烟率依次为 12.9%、11.3%、13.8%，变化不明显。如图 2-2-3。

（2）成功戒烟率：2010 年 18 岁及以上吸烟者成功戒烟率为 11.1%，男性（10.7%）明显低于女性（19.1%），男性的成功戒烟率均随着年龄的增加而增高（18 ~ 44 岁组 5.6%，45 ~ 59 岁组 12.1%，60 岁及以上组 24.7%）。城乡吸烟者成功戒烟率分别为 13.1%（男性 12.4%，女性 24.0%）和 10.2%（男性 9.9%，女性 16.4%），无论男女，城市的成功戒烟率均高于农村。东、中、西部地区吸烟者成功戒烟率依次为 11.7%（男性 11.1%，女性 23.1%）、10.7%（男性 10.5%，女性 13.4%）、10.7%（男性 10.2%，女性 21.9%），地区差别均较小；城市地区中，中部城市的成功戒烟率略低于东部城市和西部城市。见表 2-2-7。

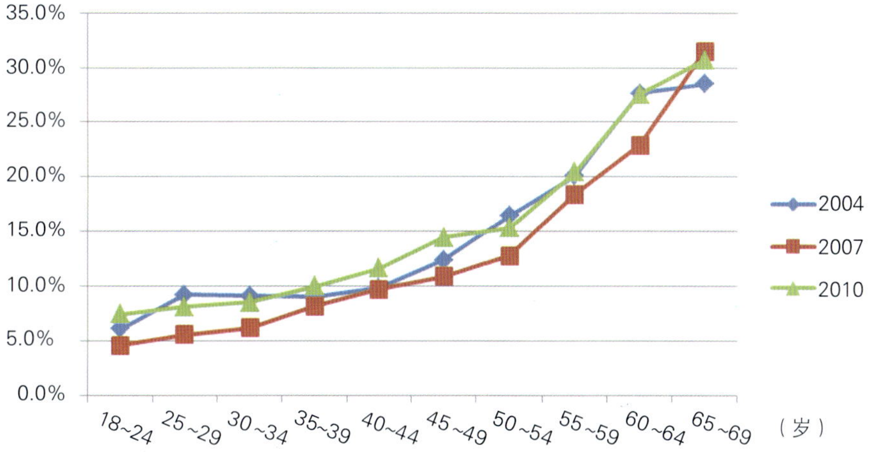

图 2-2-3 2004、2007 和 2010 年 18 ~ 69 岁男性居民戒烟率（%）比较

表 2-2-7 不同性别、年龄、地区吸烟者成功戒烟率（%）

		合计				城市				农村			
		小计	东部	中部	西部	小计	东部	中部	西部	小计	东部	中部	西部
合计	小计	11.1	11.7	10.7	10.7	13.1	13.9	11.3	13.2	10.2	10.3	10.4	9.7
	18~44岁	5.8	6.0	5.6	5.8	6.6	7.1	4.8	7.5	5.5	5.3	5.9	5.1
	45~59岁	12.3	12.5	12.3	12.2	13.0	13.0	12.6	13.2	12.0	12.0	12.2	11.7
	60岁及以上	24.8	25.1	24.0	25.2	31.1	31.4	30.3	31.1	21.9	21.1	22.0	22.6
男性	小计	10.7	11.1	10.5	10.2	12.4	13.0	11.0	12.7	9.9	10.0	10.3	9.2
	18~44岁	5.6	5.6	5.7	5.4	6.0	6.4	4.7	6.8	5.4	5.2	6.0	4.9
	45~59岁	12.1	12.1	12.1	12.1	12.5	12.5	11.9	13.1	11.9	11.7	12.2	11.7
	60岁及以上	24.7	24.9	24.5	24.5	31.1	30.9	31.1	31.5	21.7	21.2	22.4	21.6
女性	小计	19.1	23.1	13.4	21.9	24.0	28.0	16.8	23.8	16.4	18.7	12.3	20.9
	18~44岁	13.2	19.3	4.1	18.5	19.8	24.3	6.3	24.6	9.0	13.7	3.3	14.4
	45~59岁	17.3	21.0	15.9	13.0	21.1	22.6	21.5	14.8	15.0	19.4	13.4	12.3
	60岁及以上	25.6	27.2	19.9	32.0	31.2	36.3	22.7	28.1	23.0	21.0	19.2	33.8

2004 年、2007 年、2010 年 18 ~ 69 岁男性吸烟者标化成功戒烟率依次为 7.5%、7.9%、9.9%，呈轻微上升趋势。各年龄组的成功戒烟率从 2007 年到 2010 年各年龄组的成功戒烟率均轻微上升。如图 2-2-4。

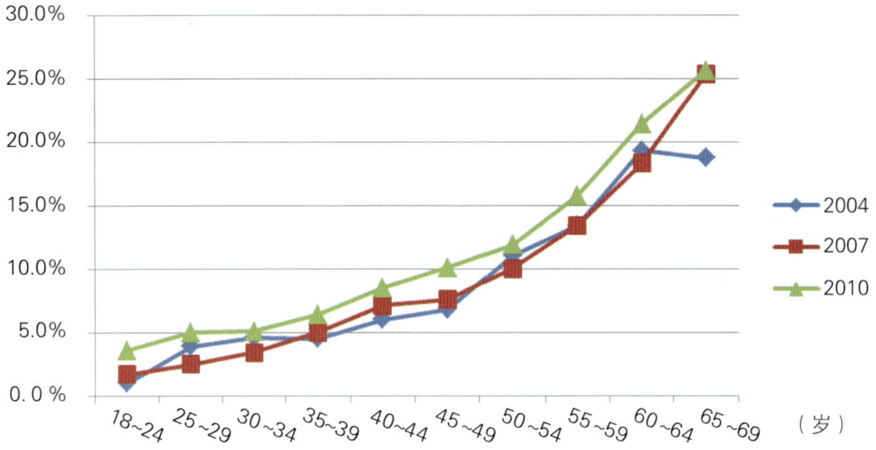

图 2-2-4　2004、2007 和 2010 年 18 ~ 69 岁男性居民成功戒烟率（%）比较

二、饮酒行为

1. 样本情况

饮酒行为部分的有效样本量为 98 649 人，其中男性、女性样本量分别为 45 140 人和 53 509 人。城市、农村的样本量分别为 38 924 人和 59 725 人。东、中、西部地区样本量分别为 32 962 人、30 567 人和 35 120 人。样本中饮酒者 34 511 人，其中男性 26 089 人，女性 8422 人，东、中、西部各为 11 802 人、10 528 人和 12 181 人。

2. 人群饮酒率

2010 年 18 岁及以上居民 30 天内饮酒率和 12 个月内饮酒率分别为 28.8% 和 36.4%。男性女性、居民 30 天内饮酒率分别为 47.6 % 和 9.4%，男性是女性的 5.1 倍；男性、女性居民 12 个月内饮酒率分别为 57.7% 和 14.5%，男性是女性的 4.0 倍。从年龄分布上来看，45 ~ 59 岁组 30 天内饮酒率最高（31.1%），60 岁及以上组最低（22.4%）；而 12 个月内饮酒率则是 18 ~ 44 岁组最高（38.2%），60 岁及以上组最低（28.0%）。

城市及农村 18 岁及以上居民 30 天内饮酒率分别为 30.3% 和 28.1%，城市略高于农村。城市男性、女性居民 30 天内饮酒率分别为 49.1% 和 11.0%，农村男性、女性居民分别为 46.9% 和 8.6%。城市及农村居民 12 个月内饮酒率分别为 39.8% 和 34.9%，其中城市男性、女性分别为 60.9% 和 18.1%，农村男性、女性居民分别为 56.2% 和 12.8%。城市女性居民的饮酒比例高于农村，城市女性居民 30 天内和 12 个月内饮酒率分别是农村的 1.3 倍和 1.4 倍，而男性均为 1.1 倍。

东、中、西部地区 18 岁及以上居民 30 天内饮酒率分别为 29.8%、28.5% 和 27.6%，12 个月内饮酒率分别为 37.5%、35.6% 和 35.8%。东、中、西部地区城市 30 天内饮酒率分别为 29.9%、32.6% 和 28.6%，12 个月内饮酒率分别为 38.6%、41.7% 和 40.1%，中部城市 30 天内和 12 个月内饮酒率均为最高。东、中、西部地区农村 30 天内饮酒率分别为 29.8%、27.2% 和 27.2%，12 个月内饮酒率分别为 36.8%、33.6% 和 34.2%。，东部农村 30 天内和 12 个月内饮酒率均为最高。见表 2-2-8、2-2-9。

表 2-2-8　不同性别、年龄、地区居民 30 天内饮酒率（%）

		合计				城市				农村			
		小计	东部	中部	西部	小计	东部	中部	西部	小计	东部	中部	西部
合计	小计	28.8	29.8	28.5	27.6	30.3	29.9	32.6	28.6	28.1	29.8	27.2	27.2
	18～44岁	29.5	30.0	29.5	28.9	31.4	30.1	33.6	31.4	28.8	30.0	28.2	28.0
	45～59岁	31.1	32.7	30.7	28.8	33.0	33.5	35.5	28.8	30.1	32.0	29.0	28.8
	60岁及以上	22.4	24.4	21.0	20.7	22.1	22.9	23.9	18.6	22.5	25.5	20.0	21.5
男性	小计	47.6	49.7	47.3	45.0	49.1	49.2	51.6	46.3	46.9	50.0	45.9	44.6
	18～44岁	48.5	49.8	48.7	46.7	50.4	49.3	52.6	50.0	47.8	50.1	47.5	45.6
	45～59岁	51.3	53.9	50.7	47.3	52.9	53.9	55.3	47.5	50.4	54.0	49.1	47.3
	60岁及以上	37.9	41.7	35.6	34.7	37.9	40.0	40.6	30.7	37.8	42.9	33.9	36.2
女性	小计	9.4	9.8	9.0	9.1	11.0	10.4	13.2	10.1	8.6	9.4	7.7	8.7
	18～44岁	9.5	9.7	9.2	9.6	11.5	10.1	13.8	11.5	8.7	9.4	7.7	8.9
	45～59岁	10.2	11.0	9.9	9.3	12.4	12.5	14.8	9.2	9.1	9.8	8.1	9.3
	60岁及以上	7.6	8.3	7.0	7.2	7.5	7.3	8.3	6.9	7.7	8.9	6.6	7.3

表 2-2-9　不同性别、年龄、地区居民 12 个月内饮酒率（%）

		合计				城市				农村			
		小计	东部	中部	西部	小计	东部	中部	西部	小计	东部	中部	西部
合计	小计	36.4	37.5	35.6	35.8	39.8	38.6	41.7	40.1	34.9	36.8	33.6	34.2
	18～44岁	38.2	38.9	37.5	37.9	42.3	40.1	43.8	44.6	36.5	38.2	35.5	35.7
	45～59岁	37.8	39.3	36.8	36.5	41.1	41.0	43.0	39.2	36.1	38.0	34.5	35.4
	60岁及以上	28.0	30.0	26.5	26.5	29.4	29.7	31.4	26.5	27.3	30.2	24.8	26.5
男性	小计	57.7	59.4	57.2	55.7	60.9	59.7	62.6	61.6	56.2	59.3	55.4	53.7
	18～44岁	59.9	61.2	59.8	58.4	63.8	61.3	65.1	66.9	58.3	61.1	58.2	55.6
	45～59岁	59.8	61.8	59.0	57.4	62.4	62.0	63.7	61.6	58.4	61.6	57.2	55.7
	60岁及以上	45.6	49.3	43.5	42.5	48.2	49.8	50.5	42.4	44.4	49.0	41.2	42.6

续表

		合计				城市				农村			
		小计	东部	中部	西部	小计	东部	中部	西部	小计	东部	中部	西部
女性	小计	14.5	15.4	13.2	14.7	18.1	17.3	20.1	17.8	12.8	14.2	10.9	13.5
	18～44岁	15.2	15.9	13.9	15.8	19.7	18.1	21.4	20.8	13.4	14.7	11.5	14.1
	45～59岁	15.1	16.4	13.7	14.5	19.1	19.3	21.5	15.6	12.9	14.1	10.9	14.0
	60岁及以上	11.1	12.0	10.1	11.0	11.9	11.5	13.4	11.2	10.8	12.3	8.9	11.0

2004、2007 和 2010 年监测结果显示，18 ～ 69 岁居民标化后 12 个月内饮酒率 2004 年（45.5%）高于 2007 年（29.4%）和 2010 年（38.6%）。各年龄组 12 个月内饮酒率，2004 年均高于 2007 和 2010 年。如图 2-2-5。

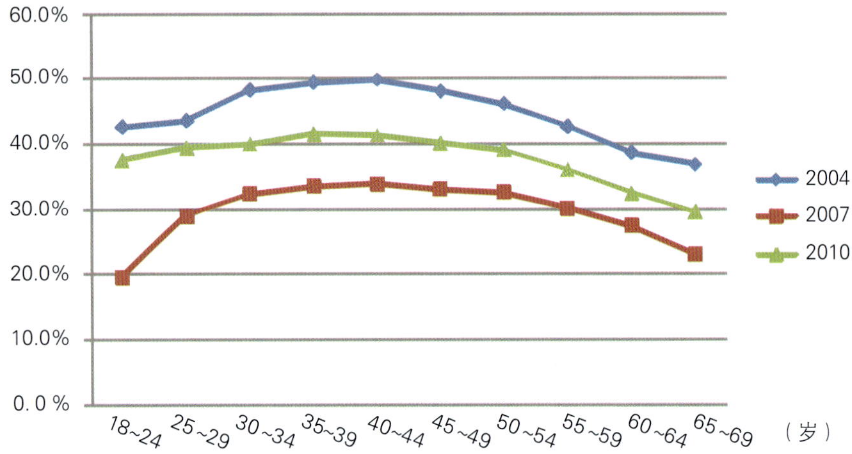

图 2-2-5　2004、2007 和 2010 年 18~69 岁居民 12 个月内饮酒率（%）比较

3．饮酒者饮酒频率

2010 年 18 岁及以上饮酒居民每周饮酒 5 天及以上的比例为 25.5%，其中男性、女性分别为 29.1% 和 10.3%，男性高于女性。城市和农村饮酒者每周饮酒 5 天及以上的比例分别为 23.4% 和 26.5%，农村高于城市（表 2-2-10、2-2-11、2-2-12）。东、中、西部饮酒者每周饮酒 5 天及以上的比例分别为 29.4%、23.4% 和 21.9%，由高到低依次为东部、中部和西部。

表 2-2-10　不同性别、年龄饮酒者饮酒频率（%）

		每天	5～6天/周	3～4天/周	1～2天/周	1～3天/月	少于1天/月
合计	小计	21.0	4.5	10.5	20.7	24.6	18.8
	18～44岁	12.5	4.0	11.0	23.4	28.1	21.0
	45～59岁	30.5	5.5	10.6	17.9	20.6	14.9
	60岁及以上	41.0	4.7	7.6	13.5	16.6	16.7

续表

		每天	5～6天/周	3～4天/周	1～2天/周	1～3天/月	少于1天/月
男性	小计	24.1	5.0	12.0	22.6	23.6	12.7
	18～44岁	14.7	4.6	12.9	25.9	27.3	14.6
	45～59岁	35.1	6.1	11.7	19.3	18.9	8.8
	60岁及以上	45.6	5.0	7.8	13.7	15.9	12.0
女性	小计	8.2	2.1	4.4	12.6	28.8	43.9
	18～44岁	3.5	1.5	3.2	13.0	31.2	47.6
	45～59岁	11.4	2.9	6.0	11.9	27.8	40.0
	60岁及以上	23.3	3.4	6.6	12.5	19.3	34.9

表 2-2-11　不同性别、年龄城市饮酒者饮酒频率（%）

		每天	5～6天/周	3～4天/周	1～2天/周	1～3天/月	少于1天/月
合计	小计	19.3	4.1	9.2	20.1	24.6	22.8
	18～44岁	10.4	3.7	9.4	22.7	28.6	25.2
	45～59岁	28.1	4.8	10.1	17.9	20.2	18.9
	60岁及以上	38.5	4.3	5.9	13.6	16.6	21.1
男性	小计	23.1	4.8	10.8	22.8	23.7	14.7
	18～44岁	12.8	4.5	11.3	26.3	28.2	17.0
	45～59岁	34.0	5.5	11.8	20.0	18.4	10.3
	60岁及以上	43.7	4.8	6.5	13.6	16.0	15.5
女性	小计	6.0	1.7	3.6	10.9	27.6	50.3
	18～44岁	2.2	1.1	2.9	10.4	30.0	53.3
	45～59岁	8.0	2.3	4.7	10.9	26.3	47.8
	60岁及以上	19.0	2.5	3.7	13.5	19.1	42.4

表 2-2-12　不同性别、年龄农村饮酒者饮酒频率（%）

		每天	5～6天/周	3～4天/周	1～2天/周	1～3天/月	少于1天/月
合计	小计	21.8	4.7	11.1	21.0	24.7	16.7
	18～44岁	13.6	4.1	11.8	23.7	27.8	18.9
	45～59岁	32.0	6.0	10.8	17.8	20.9	12.5
	60岁及以上	42.3	4.9	8.4	13.4	16.6	14.4
男性	小计	24.5	5.2	12.5	22.5	23.6	11.7
	18～44岁	15.6	4.6	13.6	25.7	27.0	13.5
	45～59岁	35.8	6.5	11.6	18.9	19.1	8.0
	60岁及以上	46.6	5.2	8.5	13.7	15.9	10.2
女性	小计	9.7	2.4	5.0	13.7	29.5	39.7
	18～44岁	4.3	1.7	3.4	14.5	31.9	44.2
	45～59岁	14.0	3.5	7.0	12.7	29.1	33.7
	60岁及以上	25.6	4.0	8.2	11.9	19.4	30.9

城市、农村饮酒居民每周饮酒 5 天及以上的比例均随年龄的增长而增高，各年龄组均为农村高于城市。如图 2-2-6。

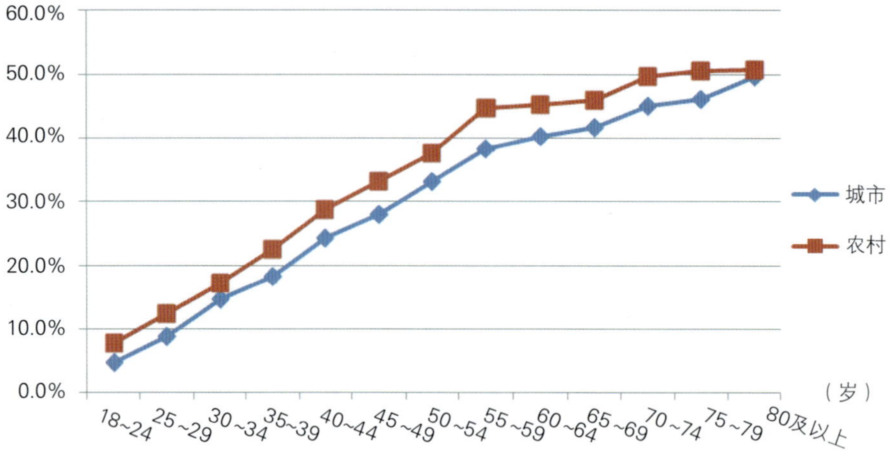

图 2-2-6　2010 年 18 岁及以上饮酒居民每周饮酒 5 天及以上者比例（%）

4．饮酒者的饮酒量

2010 年 18 岁及以上饮酒者日均酒精摄入量为 20.3 克，其中男性、女性饮酒者日均酒精摄入量分别为 24.1 克、4.8 克，男性是女性的 5 倍；饮酒者日均酒精摄入量以 45 ~ 59 岁组为最高（25.6 克），其次为 60 岁及以上组（22.8 克），18 ~ 44 岁组最低（17.4 克）。

城乡饮酒者日均酒精摄入量分别为 17.9 克和 21.6 克，农村高于城市。城市男性、女性分别为 22.0 克和 3.7 克，农村男性、女性分别为 25.1 克和 5.4 克，无论男性、女性，饮酒者日均酒精摄入量农村均高于城市。东、中、西部地区 18 岁及以上饮酒者日均酒精摄入量分别为 22.0 克、20.0 克和 18.3 克。见表 2-2-13。

表 2-2-13　不同性别、年龄、地区饮酒者日均酒精摄入量（克）

		合计				城市				农村			
		小计	东部	中部	西部	小计	东部	中部	西部	小计	东部	中部	西部
合计	小计	20.3	22.0	20.0	18.3	17.9	20.2	16.7	14.6	21.6	23.2	21.3	19.9
	18 ~ 44岁	17.4	18.1	17.6	16.4	15.3	17.0	13.8	14.1	18.5	18.8	19.1	17.4
	45 ~ 59岁	25.6	27.8	24.3	23.1	22.9	25.2	22.3	17.2	27.3	30.0	25.2	25.7
	60岁及以上	22.8	24.9	23.3	18.6	17.6	19.5	18.6	11.6	25.5	28.4	25.4	21.3
男性	小计	24.1	26.3	23.4	21.7	22.0	24.6	20.7	18.0	25.1	27.4	24.4	23.2
	18 ~ 44岁	20.7	21.7	20.6	19.6	18.8	20.8	17.0	17.5	21.5	22.2	21.8	20.4
	45 ~ 59岁	30.5	33.5	28.4	27.4	28.4	31.2	28.1	20.9	31.7	35.3	28.6	30.2
	60岁及以上	26.7	29.3	27.4	21.3	20.8	22.6	22.6	14.0	29.7	33.9	29.3	24.1
女性	小计	4.8	4.9	4.6	4.7	3.7	4.4	3.5	2.3	5.4	5.3	5.2	5.9
	18 ~ 44岁	3.8	3.8	3.8	3.8	3.0	3.3	3.2	2.3	4.3	4.1	4.1	4.6
	45 ~ 59岁	5.5	5.7	5.5	5.2	4.4	5.1	4.1	2.3	6.5	6.3	6.6	6.6
	60岁及以上	7.5	7.6	6.5	8.4	5.3	6.9	4.2	2.9	8.7	8.1	7.7	10.6

5．饮酒者不健康的饮酒行为

（1）危险饮酒率：2010 年 18 岁及以上居民饮酒者中危险饮酒率为 8.1%，其中男性、女性分别为 9.3% 和 3.2%，男性是女性的 2.9 倍；45 ~ 59 岁组居民危险饮酒率最高（10.9%），其次为 60 岁及以上组（9.3%）。

城市和农村居民饮酒者中危险饮酒率分别为 7.4% 和 8.5%。城市男性、女性居民危险饮酒率分别为 8.8% 和 2.4%，男性是女性的 3.7 倍；农村男性、女性危险饮酒率分别为 9.5% 和 3.6%，男性是女性的 2.6 倍。农村男性、女性的危险饮酒率均略高于城市。东、中、西部地区居民危险饮酒率依次为 8.4%、8.3% 和 7.5%。见表 2-2-14。

表 2-2-14　不同性别、年龄、地区居民饮酒者危险饮酒率（%）

		合计				城市				农村			
		小计	东部	中部	西部	小计	东部	中部	西部	小计	东部	中部	西部
合计	小计	8.1	8.4	8.3	7.5	7.4	8.2	7.3	5.8	8.5	8.5	8.7	8.2
	18 ~ 44岁	6.6	6.5	6.9	6.3	5.5	5.4	5.7	5.4	7.1	7.2	7.3	6.7
	45 ~ 59岁	10.9	11.0	11.2	10.4	10.6	11.8	10.2	7.7	11.1	10.4	11.6	11.7
	60岁及以上	9.3	10.1	9.5	7.6	8.0	9.5	8.7	3.5	9.9	10.4	9.9	9.2
男性	小计	9.3	9.6	9.5	8.7	8.8	9.6	9.0	7.2	9.5	9.6	9.6	9.3
	18 ~ 44岁	7.5	7.4	7.9	7.2	6.4	6.0	6.8	6.7	8.0	8.2	8.2	7.4
	45 ~ 59岁	12.7	12.9	12.7	12.4	13.0	14.4	13.0	9.4	12.5	11.6	12.6	13.7
	60岁及以上	10.5	11.2	10.8	9.1	9.4	10.9	10.5	4.4	11.1	11.4	10.9	10.8
女性	小计	3.2	3.7	3.0	2.4	2.4	3.3	2.1	0.9	3.6	4.1	3.6	3.2
	18 ~ 44岁	2.7	3.1	2.3	2.6	2.4	3.2	2.3	1.0	2.9	2.9	2.3	3.3
	45 ~ 59岁	3.7	4.1	4.2	2.2	2.4	3.1	1.7	0.9	4.7	5.1	6.0	2.8
	60岁及以上	4.2	5.6	4.1	2.1	2.7	4.0	2.4	0.2	5.1	6.7	4.9	2.9

（2）有害饮酒率：2010 年 18 岁及以上居民饮酒者中有害饮酒率为 9.3%，其中男性、女性分别为 11.1% 和 2.0%，男性是女性的 5.5 倍。有害饮酒率最高的年龄组为 45 ~ 59 岁组（13.2%），其次为 60 岁及以上组（11.4%）。

城市和农村居民饮酒者中有害饮酒率分别为 7.5% 和 10.2%，农村高于城市；其中城市男性、女性有害饮酒率分别为 9.3% 和 1.3%，男性是女性的 7.2 倍；农村男性、女性有害饮酒率分别为 12.0% 和 2.4%，男性是女性的 5 倍。无论男性、女性，有害饮酒率农村均高于城市。东、中、西部地区居民有害饮酒率依次为 10.5%、8.9% 和 7.9%，东部地区最高，西部最低。见表 2-2-15。

表 2-2-15 不同性别、年龄、地区居民饮酒者的有害饮酒率（%）

		合计				城市				农村			
		小计	东部	中部	西部	小计	东部	中部	西部	小计	东部	中部	西部
合计	小计	9.3	10.5	8.9	7.9	7.5	9.3	6.4	5.0	10.2	11.4	10.0	9.1
	18～44岁	7.2	7.7	7.1	6.5	5.6	7.3	4.3	4.1	7.9	7.9	8.2	7.5
	45～59岁	13.1	15.0	11.7	11.3	11.0	12.8	9.9	7.7	14.4	16.8	12.5	13.0
	60岁及以上	11.4	12.4	12.5	8.3	7.5	8.2	8.9	3.9	13.3	15.2	14.1	10.0
男性	小计	11.1	12.7	10.5	9.4	9.3	11.4	8.2	6.3	12.0	13.5	11.4	10.6
	18～44岁	8.6	9.3	8.4	7.9	7.0	9.1	5.5	5.2	9.3	9.5	9.4	8.9
	45～59岁	15.6	18.0	13.9	13.3	13.7	15.7	12.8	9.5	16.7	19.9	14.3	15.0
	60岁及以上	13.3	14.5	14.7	9.5	8.8	9.3	11.0	4.7	15.6	18.1	16.3	11.3
女性	小计	2.0	2.2	1.7	1.9	1.3	2.1	0.7	0.4	2.4	2.2	2.4	2.6
	18～44岁	1.2	1.2	1.3	1.1	0.7	1.0	0.5	0.3	1.5	1.3	1.8	1.5
	45～59岁	2.8	3.1	2.0	3.0	2.0	3.1	0.8	0.4	3.4	3.2	2.8	4.2
	60岁及以上	3.8	4.1	3.3	3.9	2.8	4.1	1.8	0.8	4.4	4.0	4.0	5.1

三、膳食

1．样本情况

膳食部分的有效样本为 97 187 人，男性 44 494 人，女性 52 693 人。城市 38 083 人，农村 59 104 人。东、中、西部地区分别为 32 273 人、30 165 人和 34 749 人。

2．蔬菜水果

（1）蔬菜水果摄入量：2010 年 18 岁及以上居民平均每人日摄入蔬菜水果 420.1 克，其中男性 413.6 克，女性 426.9 克；城市（467.6 克）高于农村（398.8 克）。东、中、西部地区分别为 434.3 克、404.7 克和 417.9 克。无论城市和农村，居民平均每人日蔬菜水果摄入量均表现为东部最高，中部最低。见表 2-2-16。

表 2-2-16 不同性别、年龄、地区居民人均每日蔬菜水果摄入量（克）

		合计				城市				农村			
		小计	东部	中部	西部	小计	东部	中部	西部	小计	东部	中部	西部
合计	小计	420.1	434.3	404.7	417.9	467.6	474.1	449.9	473.4	398.8	408.6	389.7	398.2
	18～44岁	421.8	440.6	403.0	419.3	466.1	477.7	438.7	475.1	403.9	419.5	391.7	400.9
	45～59岁	431.4	445.4	413.0	429.9	484.3	492.1	467.2	483.1	403.1	408.5	393.3	408.3
	60岁及以上	395.5	394.8	397.2	394.6	442.8	430.1	461.1	452.2	373.0	370.8	375.9	372.5
男性	小计	413.6	429.5	400.8	406.2	449.3	456.5	435.1	449.7	397.7	411.9	389.6	390.9
	18～44岁	409.2	431.6	391.3	401.2	439.3	450.8	416.5	442.9	397.0	420.6	383.4	387.6
	45～59岁	424.7	435.6	411.4	422.2	463.6	467.6	449.9	468.9	403.8	410.1	397.4	403.4
	60岁及以上	411.5	411.0	421.5	400.9	456.7	452.2	480.9	442.2	390.3	383.4	402.0	385.1

续表

		合计				城市				农村			
		小计	东部	中部	西部	小计	东部	中部	西部	小计	东部	中部	西部
女性	小计	426.9	439.2	408.6	430.3	486.4	492.1	465.0	497.9	400.0	405.3	389.8	405.9
	18～44岁	435.2	449.8	415.5	439.0	494.2	505.7	461.9	509.0	411.2	418.4	400.6	415.4
	45～59岁	438.4	455.4	414.6	438.0	505.7	517.5	485.2	497.9	402.4	407.0	388.9	413.4
	60岁及以上	380.3	379.7	373.7	388.5	429.8	409.9	442.4	461.9	356.4	358.8	350.5	360.3

（2）蔬菜水果摄入量未达到WHO标准的比例：根据WHO关于每日摄入蔬菜水果应不低于400克的建议，2010年18岁及以上居民蔬菜水果摄入不足比例为52.8%，男性为53.8%，女性为51.7%；无论男性和女性，均以60岁及以上年龄组最高。农村（55.7%）高于城市（46.2%），东、中、西部地区分别为51.3%、54.6%和52.6%。见表2-2-17。

表2-2-17　不同性别、年龄、地区居民蔬菜水果摄入不足比例（%）

		合计				城市				农村			
		小计	东部	中部	西部	小计	东部	中部	西部	小计	东部	中部	西部
合计	小计	52.8	51.3	54.6	52.6	46.1	46.0	47.0	45.5	55.7	54.7	57.2	55.2
	18～44岁	52.8	50.2	55.6	52.9	46.6	45.4	48.8	46.6	55.2	52.9	57.7	54.9
	45～59岁	50.4	49.3	52.4	49.8	43.3	43.5	43.9	42.0	54.2	53.9	55.5	52.9
	60岁及以上	56.6	58.3	54.8	56.0	49.5	52.2	45.9	47.2	60.0	62.5	57.8	59.4
男性	小计	53.8	51.9	55.6	54.4	48.9	48.1	50.1	49.2	56.0	54.5	57.3	56.3
	18～44岁	54.7	51.6	57.5	55.5	50.6	48.6	53.1	51.5	56.4	53.3	58.9	56.8
	45～59岁	51.3	50.5	52.9	50.7	46.3	46.7	47.1	44.1	54.0	53.6	55.0	53.4
	60岁及以上	54.6	55.6	52.0	55.8	47.9	49.1	44.0	49.4	57.7	60.0	54.6	58.3
女性	小计	51.7	50.6	53.7	50.7	43.3	43.8	43.9	41.6	55.4	55.0	57.0	54.0
	18～44岁	50.7	48.7	53.4	50.0	42.5	42.0	44.4	41.4	54.0	52.6	56.3	52.9
	45～59岁	49.4	48.0	51.8	48.8	40.2	40.3	40.5	39.9	54.3	54.1	56.0	52.5
	60岁及以上	58.5	60.8	57.5	56.2	51.0	55.1	47.6	45.0	62.2	64.8	60.9	60.5

3. 红肉（猪、牛、羊肉等）类

（1）红肉摄入量：2010年18岁及以上居民平均每人日摄入红肉（猪、牛、羊肉等）75.8克，男性88.7克，女性62.4克，男性和女性均以18～44岁年龄组居民的摄入量最高，并表现为随年龄增长逐渐减少的趋势。城市（86.3克）高于农村（71.1克），东、中、西部地区分别为75.8、60.3和94.1克。城市和农村均表现为西部高于东部、中部。见表2-2-18。

表 2-2-18 不同性别、年龄、地区居民每日人均红肉摄入量（克）

		合计				城市				农村			
		小计	东部	中部	西部	小计	东部	中部	西部	小计	东部	中部	西部
合计	小计	75.8	75.8	60.3	94.1	86.3	84.0	78.4	100.0	71.1	70.5	54.3	92.0
	18～44岁	83.9	84.1	67.5	102.9	94.5	91.4	85.8	110.3	79.7	80.0	61.7	100.4
	45～59岁	72.6	73.3	57.1	90.7	83.6	82.7	74.6	96.3	66.8	65.9	50.7	88.5
	60岁及以上	51.8	53.1	37.3	65.9	64.4	64.9	57.2	70.6	45.8	45.1	30.7	64.2
男性	小计	88.7	88.8	72.3	107.8	99.1	96.2	90.3	115.2	84.1	84.1	66.4	105.2
	18～44岁	98.7	99.6	80.2	118.9	109.5	105.8	98.6	128.7	94.3	96.0	74.4	115.7
	45～59岁	83.6	83.4	68.7	102.5	94.3	92.2	84.7	111.0	77.9	76.3	62.9	99.1
	60岁及以上	59.9	62.2	46.4	71.9	72.8	74.4	68.2	74.1	53.9	54.0	39.2	71.1
女性	小计	62.4	62.6	47.8	79.6	73.1	71.5	66.1	84.2	57.6	56.9	41.6	77.9
	18～44岁	68.4	68.2	54.1	85.5	78.9	76.4	72.5	90.9	64.1	63.5	48.2	83.7
	45～59岁	61.2	63.0	45.0	78.3	72.4	72.8	64.1	80.9	55.2	55.5	38.0	77.2
	60岁及以上	44.0	44.7	28.7	60.1	56.5	56.2	46.8	67.2	37.9	36.8	22.5	57.4

（2）红肉摄入过多的比例：2010 年 18 岁及以上居民每日红肉类摄入过多的比例为 27.4%，男性为 33.5%，女性为 21.1%；18 ～ 44 岁年龄组最高（31.6%）。城市（32.1%）高于农村（25.3%），东、中、西部地区分别为 25.9%、21.4% 和 36.8%。见表 2-2-19。

表 2-2-19 不同性别、年龄、地区居民每日红肉摄入过多的比例（%）

		合计				城市				农村			
		小计	东部	中部	西部	小计	东部	中部	西部	小计	东部	中部	西部
合计	小计	27.4	25.9	21.4	36.8	32.1	30.0	28.6	40.7	25.3	23.4	19.0	35.4
	18～44岁	31.6	30.3	25.0	41.3	36.8	34.4	32.7	45.9	29.6	27.9	22.6	39.8
	45～59岁	25.5	24.0	19.6	35.9	30.0	27.9	26.3	39.6	23.2	20.9	17.1	34.3
	60岁及以上	15.4	15.4	10.3	21.2	20.8	20.8	17.0	24.6	12.8	11.8	8.1	19.9
男性	小计	33.5	32.2	27.3	42.7	38.3	36.2	34.8	46.6	31.3	29.6	24.8	41.2
	18～44岁	38.6	37.8	31.5	47.8	43.9	42.0	39.7	52.2	36.4	35.5	29.0	46.4
	45～59岁	30.7	28.9	24.9	41.2	35.5	33.0	31.2	46.8	28.2	25.6	22.6	38.9
	60岁及以上	18.8	18.8	13.9	24.3	24.4	24.5	21.9	26.7	16.2	15.1	11.3	23.4
女性	小计	21.1	19.6	15.3	30.6	25.7	23.6	22.2	34.5	19.1	17.1	13.0	29.2
	18～44岁	24.3	22.4	18.1	34.2	29.3	26.5	25.4	39.2	22.2	20.2	15.8	32.5
	45～59岁	20.1	18.9	14.0	30.2	24.2	22.5	21.1	32.2	17.9	16.2	11.4	29.4
	60岁及以上	12.1	12.2	6.8	18.3	17.4	17.4	12.4	22.6	9.6	8.7	4.9	16.5

4．食盐和烹调油

（1）家庭人均食盐和烹调油摄入量：2010 年，家庭人均每日食盐摄入量为 10.6 克，城市

（9.1 克）低于农村（11.5 克），东、中、西部地区摄入量依次升高，分别为 9.6 克、10.1 克和 11.8 克。西部农村地区摄入量最高，为 12.5 克，见表 2–2–20。

2010 年，家庭人均每日烹调油摄入量为 49.1 克，城市（49.0 克）和农村（49.2 克）相近。东部地区（44.2 克）低于中部（51.4 克）和西部地区（51.7 克）。中部城市摄入量最高，为 53.3 克，见表 2–2–20。

表 2–2–20　不同地区家庭人均每日食盐和烹调油摄入量（克）

	合计				城市				农村			
	小计	东部	中部	西部	小计	东部	中部	西部	小计	东部	中部	西部
食盐	10.6	9.6	10.1	11.8	9.1	8.6	9.2	9.8	11.5	10.6	10.8	12.5
烹调油	49.1	44.2	51.4	51.7	49.0	43.1	53.3	52.8	49.2	45.2	49.9	51.3

（2）食盐摄入过多的比例：2010 年家庭人均食盐摄入量超过 5 克的比例为 80.9%。城市（71.9%）低于农村（86.6%），东、中、西部地区此类家庭比例分别为 77.3%、83.2% 和 82.2%。

家庭人均食盐摄入量超过 6 克的比例为 72.6%，城市（63.5%）低于农村（78.3%）。东、中、西部地区比例分别为 69.6%、73.9% 和 74.0%。

家庭人均食盐摄入量超过 12 克的比例为 27.5%，城市（18.8%）低于农村（33.0%）。东、中、西部地区分别为 23.9%、25.8% 和 32.2%。

家庭人均食盐摄入量超过 15 克的比例为 18.1%，城市（10.4%）低于农村（22.9%）。东、中、西部地区比例分别为 15.4%、15.7% 和 22.6%。见表 2–2–21。

表 2–2–21　不同地区家庭人均食盐摄入量过多比例（%）

	合计				城市				农村			
	小计	东部	中部	西部	小计	东部	中部	西部	小计	东部	中部	西部
>5克	80.9	77.3	83.2	82.2	71.9	68.9	77.9	68.2	86.6	85.4	87.3	86.9
>6克	72.6	69.6	73.9	74.0	63.5	61.1	68.4	60.6	78.3	78.0	78.2	78.5
>12克	27.5	23.9	25.8	32.2	18.8	18.1	19.6	18.7	33.0	29.5	30.5	36.7
>15克	18.1	15.4	15.7	22.6	10.4	10.5	10.7	9.8	22.9	20.1	19.6	26.8

（3）烹调油摄入过多的比例：2010 年家庭人均每日烹调油摄入量超过 25 克的比例为 83.4%。城市（83.8%）和农村（83.1%）相似，东、中、西部地区分别为 78.9%、86.1% 和 85.0%。

家庭人均烹调油摄入量超过 50 克的比例为 35.2%，城市（35.9%）略高于农村（34.8%）。东、中、西部地区分别为 28.3%、41.2% 和 36.2%。见表 2–2–22。

表 2-2-22 家庭人均每日烹调油摄入量过多比例（%）

	合计				城市				农村			
	小计	东部	中部	西部	小计	东部	中部	西部	小计	东部	中部	西部
>25克	83.4	78.9	86.1	85.0	83.8	77.8	88.4	87.1	83.1	80.0	84.3	84.2
>50克	35.2	28.3	41.2	36.2	35.9	28.0	44.0	37.6	34.8	28.7	39.1	35.7

四、身体活动

1．样本情况

身体活动部分有效样本为 98 649 人，男性 45 142 人，女性 53 507 人。城市 38 925 人，农村 59 724 人；东、中、西部地区分别为 32 961 人、30 569 人和 35 119 人。

2．业余锻炼情况

（1）经常锻炼率：2010 年 18 岁及以上居民中，11.9% 的人经常锻炼。其中，男性（13.1%）略高于女性（10.6%），城市（19.9%）明显高于农村（8.2%），东部地区（14.8%）高于西部（10.3%）和中部地区（9.7%）。城市地区经常锻炼率随年龄的增长呈上升趋势，农村则相反。见表 2-2-23。

表 2-2-23 不同性别、年龄、地区居民经常锻炼率（%）

		合计				城市				农村			
		小计	东部	中部	西部	小计	东部	中部	西部	小计	东部	中部	西部
合计	小计	11.9	14.8	9.7	10.3	19.9	23.9	16.8	14.9	8.2	8.8	7.3	8.7
	18～44岁	11.5	14.2	9.7	10.1	17.4	20.7	16.0	12.9	9.1	10.6	7.6	9.2
	45～59岁	12.2	15.4	9.6	10.0	22.0	26.5	16.7	16.1	6.9	6.5	6.9	7.5
	60岁及以上	12.7	15.5	10.1	11.5	24.3	28.2	20.1	19.9	7.1	6.7	6.6	8.2
男性	小计	13.1	16.6	11.0	10.8	21.2	25.4	18.3	15.5	9.5	10.8	8.5	9.1
	18～44岁	13.2	16.6	11.4	11.0	19.5	22.7	18.6	14.5	10.6	13.1	9.1	9.8
	45～59岁	12.6	16.0	10.0	9.8	21.5	26.5	15.6	14.8	7.8	7.6	8.0	7.8
	60岁及以上	13.6	17.3	10.8	11.4	26.4	31.3	22.1	19.8	7.6	7.7	7.0	8.2
女性	小计	10.6	13.0	8.4	9.9	18.6	22.3	15.3	14.3	7.0	6.9	6.0	8.2
	18～44岁	9.7	11.8	7.8	9.2	15.2	18.5	13.3	11.1	7.5	8.0	6.0	8.6
	45～59岁	11.9	14.7	9.1	10.3	22.6	26.5	17.8	17.5	6.1	5.4	5.9	7.3
	60岁及以上	11.8	13.8	9.3	11.5	22.4	25.3	18.3	20.0	6.6	5.7	6.2	8.2

（2）从不锻炼率：2010 年 18 岁及以上居民中，83.8% 的人从不参加锻炼。其中，女性（86.2%）高于男性（81.4%），农村（88.6%）高于城市（73.2%），东部地区（80.5%）略低于中部地区（86.4%）和西部地区（85.5%）。城市各年龄组从不锻炼率相近，而农村以 18 ～ 44 岁

组最低（86.6%），60 岁及以上组最高（92.1%）。东部地区各年龄组人群的从不锻炼率均低于中、西部地区。见表 2–2–24。

表 2–2–24 不同性别、年龄、地区居民从不锻炼率（%）

		合计				城市				农村			
		小计	东部	中部	西部	小计	东部	中部	西部	小计	东部	中部	西部
合计	小计	83.8	80.5	86.4	85.5	73.2	69.0	76.6	78.4	88.6	88.0	89.6	88.1
	18～44岁	82.6	79.1	85.0	84.4	73.0	69.1	75.0	77.9	86.6	84.8	88.2	86.6
	45～59岁	85.0	81.6	88.0	87.4	73.6	68.8	79.3	79.5	91.2	91.8	91.1	90.6
	60岁及以上	86.0	83.1	89.0	87.1	73.2	69.0	77.6	78.3	92.1	92.9	92.8	90.4
男性	小计	81.4	77.4	84.1	83.9	70.6	66.3	73.7	76.2	86.3	84.7	87.6	86.6
	18～44岁	79.1	74.6	81.8	81.8	68.7	65.2	70.2	73.8	83.4	80.1	85.5	84.4
	45～59岁	84.4	80.8	87.3	87.2	73.9	68.7	80.2	80.3	90.1	90.4	89.9	90.1
	60岁及以上	84.9	81.1	88.2	87.1	70.8	65.2	75.7	78.1	91.7	91.8	92.4	90.6
女性	小计	86.2	83.6	88.7	87.3	75.8	71.7	79.6	80.6	91.0	91.3	91.8	89.7
	18～44岁	86.3	83.7	88.4	87.2	77.4	73.3	80.1	82.2	90.0	89.7	91.1	89.0
	45～59岁	85.7	82.5	88.7	87.5	73.2	68.9	78.5	78.7	92.4	93.2	92.5	91.2
	60岁及以上	87.0	85.0	89.7	87.0	75.5	72.4	79.4	78.4	92.6	93.8	93.2	90.3

3．静坐生活方式

（1）业余静态行为时间：2010 年 18 岁及以上居民平均每日业余静态行为的时间为 2.7 小时，男性（2.9 小时）和女性（2.6 小时）差别不明显；男性、女性均以 18 ～ 44 岁组静坐行为时间为最长（分别为 3.3 小时和 3.0 小时）。东、中、西部地区分别为 2.9 小时、2.7 小时和 2.6 小时，无论男性、女性，还是东、中、西部地区，城市居民静坐行为时间均高于农村居民。见表 2–2–25。

表 2–2–25 不同性别、年龄、地区居民平均每日业余静坐时间（小时）

		合计				城市				农村			
		小计	东部	中部	西部	小计	东部	中部	西部	小计	东部	中部	西部
合计	小计	2.7	2.9	2.7	2.6	3.3	3.4	3.3	3.2	2.5	2.5	2.5	2.4
	18～44岁	3.1	3.3	3.1	3.0	3.7	3.8	3.6	3.6	2.9	3.0	2.9	2.8
	45～59岁	2.4	2.5	2.3	2.3	3.0	3.0	3.0	2.8	2.1	2.0	2.1	2.1
	60岁及以上	2.0	2.1	1.8	1.8	2.6	2.8	2.4	2.5	1.6	1.7	1.6	1.6
男性	小计	2.9	3.1	2.9	2.8	3.5	3.5	3.5	3.4	2.7	2.8	2.7	2.6
	18～44岁	3.3	3.5	3.3	3.1	3.9	4.0	3.9	3.8	3.1	3.2	3.1	2.9
	45～59岁	2.5	2.6	2.5	2.5	3.1	3.1	3.1	3.0	2.3	2.2	2.3	2.3
	60岁及以上	2.2	2.4	2.1	2.0	2.8	3.0	2.7	2.6	1.9	2.0	1.9	1.8
女性	小计	2.6	2.7	2.5	2.4	3.1	3.2	3.1	3.0	2.3	2.3	2.3	2.2
	18～44岁	3.0	3.1	2.9	2.8	3.5	3.6	3.4	3.4	2.7	2.8	2.7	2.6
	45～59岁	2.2	2.3	2.1	2.1	2.8	3.0	2.8	2.6	1.8	1.8	1.9	1.9
	60岁及以上	1.8	1.9	1.6	1.7	2.4	2.6	2.2	2.3	1.4	1.5	1.4	1.5

（2）上网者比例和上网时间：2010 年 18 岁及以上居民中上网者比例为 26.2%，男性为 30.2%，女性为 22.0%；男性、女性均以 18 ~ 44 岁组居民中上网者比例最高，分别为 45.3% 和 34.0%，城市（37.9%）高于农村（20.9%）。无论男女，城市各年龄组居民上网者比例均高于农村；东、中、西部地区分别为 29.5%、26.5% 和 20.9%。见表 2-2-26。

表 2-2-26　不同性别、年龄、地区居民上网者比例（%）

		合计				城市				农村			
		小计	东部	中部	西部	小计	东部	中部	西部	小计	东部	中部	西部
合计	小计	26.2	29.5	26.5	20.9	37.9	38.9	39.5	33.6	20.9	23.3	22.2	16.4
	18~44岁	39.8	46.7	39.3	31.2	57.1	61.2	56.3	50.0	32.7	38.4	33.8	25.0
	45~59岁	11.2	12.7	11.2	8.5	21.5	22.5	22.3	17.8	5.7	5.0	7.2	4.7
	60岁及以上	2.2	2.9	2.1	1.3	5.4	6.0	5.7	3.7	0.7	0.8	0.9	0.4
男性	小计	30.2	33.7	30.8	24.4	40.7	41.8	42.1	36.7	25.5	28.4	27.1	20.1
	18~44岁	45.3	52.8	45.1	35.7	60.7	64.9	60.0	53.2	39.0	45.8	40.4	29.9
	45~59岁	13.0	14.3	13.3	10.6	22.4	23.1	22.5	20.3	8.0	7.3	9.9	6.6
	60岁及以上	2.8	3.9	2.3	1.7	6.9	7.9	6.7	5.1	0.9	1.2	0.9	0.4
女性	小计	22.0	25.2	22.1	17.3	35.0	36.1	36.8	30.5	16.2	18.1	17.2	12.5
	18~44岁	34.0	40.4	33.1	26.4	53.3	57.3	52.3	46.6	26.0	30.8	26.9	19.6
	45~59岁	9.3	11.1	9.0	6.4	20.5	21.8	22.2	15.1	3.3	2.7	4.3	2.8
	60岁及以上	1.7	2.0	1.9	0.9	3.9	4.3	4.7	2.4	0.5	0.3	1.0	0.3

上网者的平均上网时间为 2.4 小时，男性、女性均为 2.4 小时；无论男性、女性，均以 18 ~ 44 岁年龄组上网时间最长。城市（2.6 小时）高于农村（2.2 小时）。东、中、西部地区上网者上网时间均为 2.4 小时，但东、中、西部地区城市中各年龄组上网者上网时间均高于农村。见表 2-2-27。

表 2-2-27　不同性别、年龄、地区上网居民平均上网时间（小时）

		合计				城市				农村			
		小计	东部	中部	西部	小计	东部	中部	西部	小计	东部	中部	西部
合计	小计	2.4	2.4	2.4	2.4	2.6	2.5	2.8	2.6	2.2	2.3	2.1	2.2
	18~44岁	2.5	2.5	2.4	2.4	2.8	2.7	2.9	2.7	2.2	2.3	2.1	2.2
	45~59岁	2.0	1.9	1.9	2.1	2.0	2.0	2.2	2.0	1.8	1.7	1.6	2.2
	60岁及以上	1.9	1.9	1.7	1.8	2.0	2.1	1.9	1.8	1.5	1.3	1.4	1.9
男性	小计	2.4	2.4	2.3	2.4	2.7	2.6	2.8	2.7	2.2	2.3	2.1	2.3
	18~44岁	2.5	2.5	2.4	2.5	2.8	2.7	2.9	2.8	2.3	2.4	2.2	2.3
	45~59岁	2.0	1.9	1.9	2.2	2.1	2.0	2.2	2.0	1.8	1.6	1.6	2.4
	60岁及以上	1.9	1.8	2.1	2.0	1.9	1.9	2.1	1.9	1.8	1.4	2.1	2.5
女性	小计	2.4	2.4	2.4	2.4	2.6	2.5	2.8	2.5	2.2	2.2	2.1	2.2
	18~44岁	2.4	2.5	2.4	2.4	2.7	2.6	2.9	2.6	2.2	2.3	2.1	2.2
	45~59岁	2.0	1.9	2.0	2.0	2.0	1.9	2.3	2.0	1.7	1.9	1.6	2.0
	60岁及以上	1.8	2.2	1.3	1.5	2.0	2.3	1.7	1.7	0.9	1.1	0.8	1.1

第三节 主要慢性病患病情况

一、肥胖

1. 样本情况

身高和体重测量部分有效样本为98 453人，其中男性45 047人，女性53 406人；城市38 826人，农村59 627人；东、中、西部地区样本量分别为32 878人、30 527人和35 048人。

2. 超重率

2010年18岁及以上居民超重率为30.6%，男性（31.5%）稍高于女性（29.7%），男性和女性均以45 ~ 59岁组为最高（分别为36.0%和38.4%）。城市、农村超重率分别为33.8%（男性36.1%，女性31.5%）和29.1%（男性29.4%，女性28.8%）。

无论男性和女性，城市居民超重率均高于农村；东、中、西部地区超重率依次为32.0%、31.1%、28.0%；东部和中部地区的超重率均高于西部地区。东、中、西部城市超重率依次为35.1%、32.6%、32.4%，东部城市高于中部和西部城市；东、中、西部农村超重率依次为29.9%、30.6%、26.4%，东、中部农村差别不明显，但两者均高于西部农村。见表2-3-1。

表2-3-1 不同性别、年龄、地区居民超重率（%）

		合计				城市				农村			
		小计	东部	中部	西部	小计	东部	中部	西部	小计	东部	中部	西部
合计	小计	30.6	32.0	31.1	28.0	33.8	35.1	32.6	32.4	29.1	29.9	30.6	26.4
	18~44岁	27.1	28.1	27.7	25.1	28.6	29.5	27.5	28.1	26.5	27.3	27.8	24.1
	45~59岁	37.2	38.1	38.5	33.8	40.7	41.3	41.3	38.2	35.3	35.6	37.5	32.0
	60岁及以上	32.3	33.8	32.1	30.1	38.6	39.6	36.7	38.2	29.2	29.8	30.6	27.0
男性	小计	31.5	33.3	32.2	28.1	36.1	38.1	34.8	33.3	29.4	30.2	31.3	26.3
	18~44岁	29.6	31.3	30.2	26.7	32.9	35.0	31.2	31.0	28.2	29.1	29.9	25.2
	45~59岁	36.0	36.9	37.6	32.4	41.2	42.0	42.6	37.7	33.1	32.8	35.8	30.2
	60岁及以上	31.1	33.9	30.9	27.1	37.3	39.9	35.1	34.1	28.1	29.8	29.4	24.4
女性	小计	29.7	30.6	30.0	27.9	31.5	32.1	30.3	31.6	28.8	29.6	29.9	26.5
	18~44岁	24.5	24.9	25.1	23.4	24.0	23.8	23.5	24.9	24.7	25.4	25.6	22.9
	45~59岁	38.4	39.4	39.5	35.3	40.1	40.6	40.1	38.9	37.5	38.5	39.3	33.9
	60岁及以上	33.4	33.7	33.3	33.1	39.7	39.4	38.1	42.1	30.3	29.7	31.7	29.6

2004、2007 和 2010 年监测结果显示，18 ~ 69 岁居民的标化超重率分别为 24.3%、27.7% 和 31.0%，呈持续上升趋势，农村上升幅度更明显。如图 2-3-1、2-3-2、2-3-3。

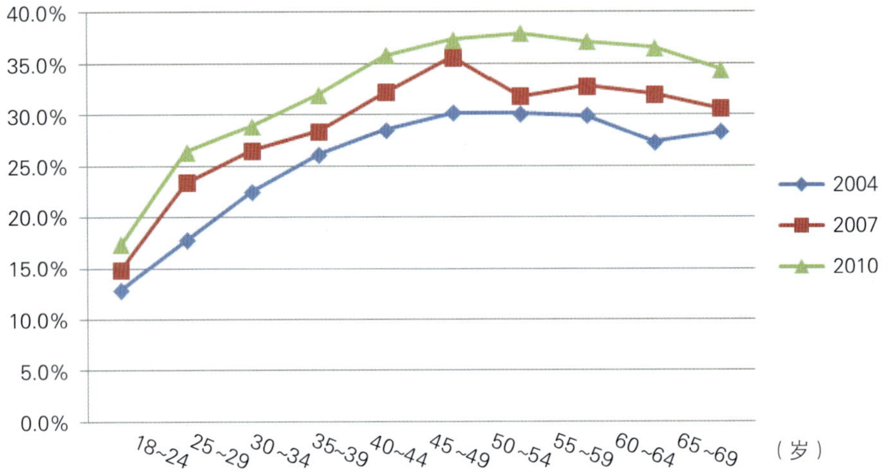

图 2-3-1　2004、2007 和 2010 年 18 ~ 69 岁居民超重率（%）比较

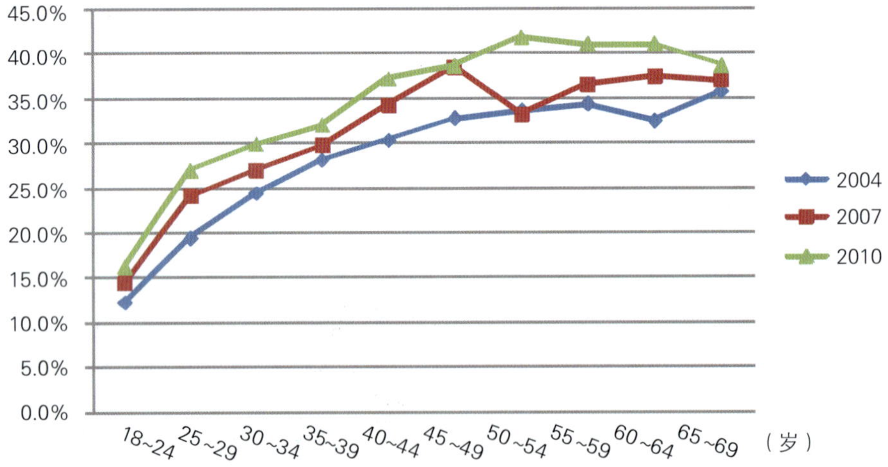

图 2-3-2　2004、2007 和 2010 年 18 ~ 69 岁城市居民超重率（%）比较

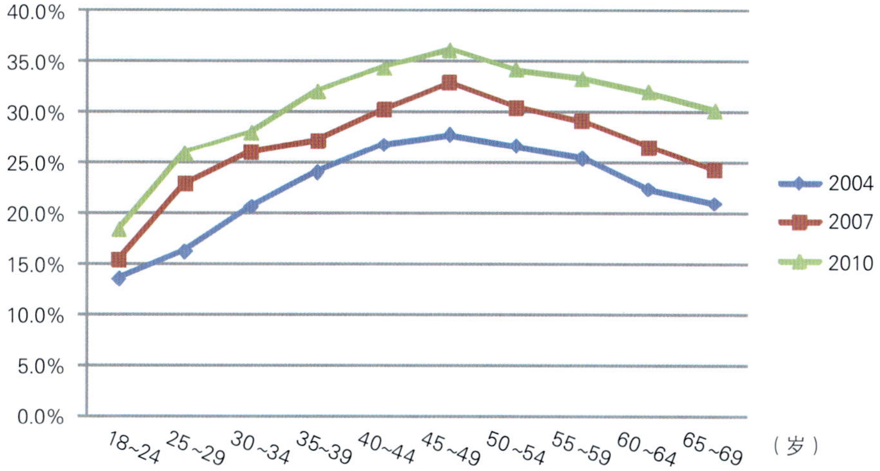

图 2-3-3　2004、2007 和 2010 年 18 ~ 69 岁农村居民超重率（%）比较

3．肥胖率

2010 年 18 岁及以上居民肥胖率为 12.0%，男性（11.8%）和女性（12.1%）无明显差异，男性和女性均以 45 ~ 59 岁组为最高（分别为 12.9% 和 16.5%）。

城市、农村肥胖率分别为 14.2% 和 10.9%，城市高于农村。无论男女，城市肥胖率明显高于农村。东、中、西部地区居民肥胖率分别为 13.5%、11.8%、9.9%，呈依次下降的趋势。无论男性、女性及城乡，均呈相同变化趋势。见表 2-3-2。

表 2-3-2　不同性别、年龄、地区居民肥胖率（%）

		合计				城市				农村			
		小计	东部	中部	西部	小计	东部	中部	西部	小计	东部	中部	西部
合计	小计	12.0	13.5	11.8	9.9	14.2	15.8	12.7	12.3	10.9	12.0	11.5	9.0
	18 ~ 44岁	10.5	11.9	10.8	8.5	12.1	13.4	11.7	9.9	9.9	11.0	10.5	8.1
	45 ~ 59岁	14.7	16.0	14.2	13.0	16.5	17.8	14.3	15.6	13.7	14.5	14.1	12.0
	60岁及以上	12.5	14.5	12.1	10.1	16.9	19.0	13.9	15.3	10.5	11.4	11.5	8.1
男性	小计	11.8	13.4	12.1	9.4	14.7	16.0	14.0	12.6	10.6	11.6	11.5	8.2
	18 ~ 44岁	12.0	13.8	12.5	9.0	14.5	15.8	15.1	11.5	10.9	12.7	11.7	8.2
	45 ~ 59岁	12.9	13.9	12.8	11.5	15.3	16.4	13.0	15.0	11.7	11.9	12.7	10.1
	60岁及以上	9.5	10.9	9.2	7.6	14.2	16.0	11.6	12.8	7.2	7.4	8.4	5.6
女性	小计	12.1	13.6	11.5	10.4	13.7	15.6	11.4	11.9	11.3	12.3	11.6	9.8
	18 ~ 44岁	9.0	9.9	8.9	8.0	9.5	10.9	8.2	8.1	8.8	9.2	9.1	8.0
	45 ~ 59岁	16.5	18.1	15.6	14.6	17.8	19.3	15.7	16.2	15.7	17.2	15.6	14.0
	60岁及以上	15.5	17.9	14.8	12.5	19.4	21.7	16.0	17.8	13.6	15.2	14.4	10.5

2004、2007 和 2010 年监测结果显示，18 ~ 69 岁居民的标化肥胖率分别为 7.5%、8.0% 和 10.4%，呈持续上升趋势，且 2007 年到 2010 年的上升幅度明显大于从 2004 年到 2007 年的上

升幅度，尤其是男性，上升幅度更大。如图 2-3-4。

2004 与 2007 年相比，18 ~ 69 岁城市居民的标化肥胖率变化不明显，2007 年与 2010 年相比，标化肥胖率上升幅度较大；而农村 18 ~ 69 岁居民三次监测结果的肥胖率呈明显上升趋势。如图 2-3-4、2-3-5。

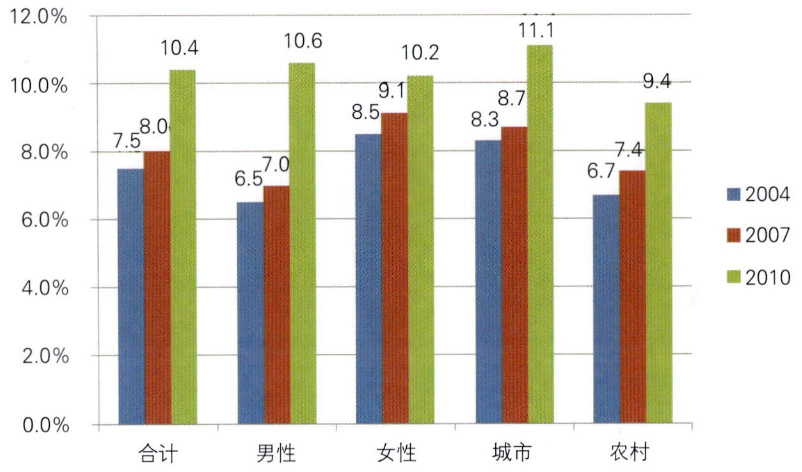

图 2-3-4　2004、2007 和 2010 年 18 ~ 69 岁居民肥胖率（%）比较

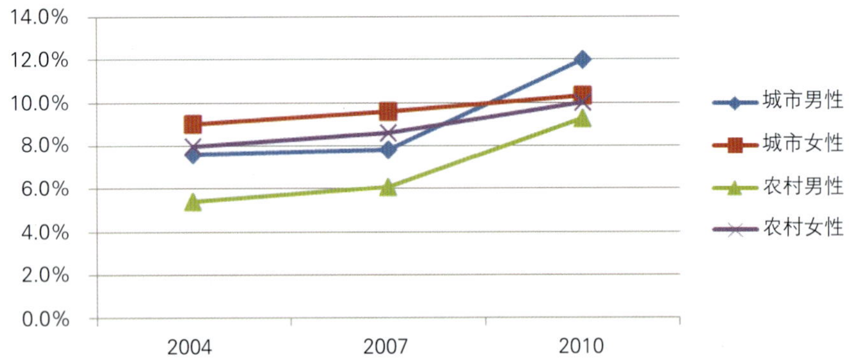

图 2-3-5　2004、2007 和 2010 年 18 ~ 69 岁不同地区、不同性别居民肥胖率（%）变化趋势

二、高血压及其控制

1．样本情况

高血压及其控制部分的有效样本为 98 631 人，其中男性 45 131 人，女性 53 500 人；城市有效样本 38 914 人，农村 59 717 人；东、中、西部地区有效样本量分别为 32 954 人、30 568 人和 35 109 人。

2. 高血压患病率

2010 年 18 岁及以上居民高血压患病率为 33.5%，其中男性、女性分别为 35.1%、31.8%，男性高于女性；无论男性、女性，高血压患病率均随年龄的增高而升高。

城乡高血压患病率分别为 34.7% 和 32.9%，城市略高于农村；东、中、西部地区的高血压患病率依次降低，分别为 36.2%、34.1%、28.8%，无论城市和农村，西部地区高血压患病率均低于东部和中部地区，但东部和中部地区差异相对较小。见表 2-3-3。

表 2-3-3 不同性别、年龄、地区居民高血压患病率（%）

		合计				城市				农村			
		小计	东部	中部	西部	小计	东部	中部	西部	小计	东部	中部	西部
合计	小计	33.5	36.2	34.1	28.8	34.7	37.4	34.2	29.5	32.9	35.4	34.1	28.6
	18～44岁	18.4	20.2	19.5	14.9	18.1	20.7	18.3	13.2	18.5	19.9	19.9	15.5
	45～59岁	46.0	47.6	47.2	41.5	46.1	46.9	47.7	42.3	45.9	48.2	47.1	41.2
	60岁及以上	66.9	67.9	69.4	62.5	67.7	67.9	69.8	65.0	66.5	67.9	69.2	61.5
男性	小计	35.1	39.1	35.3	29.2	37.6	41.2	37.0	30.8	33.9	37.7	34.7	28.6
	18～44岁	22.2	25.7	22.9	17.2	23.2	27.0	22.8	16.5	21.9	24.9	22.9	17.4
	45～59岁	45.9	48.7	46.5	40.2	48.3	49.9	49.2	43.3	44.5	47.8	45.5	38.9
	60岁及以上	65.0	67.1	66.9	59.6	66.8	67.3	70.6	61.7	64.2	67.0	65.7	58.9
女性	小计	31.8	33.3	32.9	28.5	31.8	33.7	31.2	28.2	31.9	33.0	33.4	28.6
	18～44岁	14.4	14.6	15.9	12.4	12.9	14.0	13.5	9.8	15.0	14.9	16.6	13.3
	45～59岁	46.1	46.5	48.0	43.0	43.8	43.8	46.1	41.3	47.4	48.7	48.8	43.7
	60岁及以上	68.6	68.6	71.7	65.2	68.6	68.4	69.1	68.3	68.7	68.7	72.6	64.0

2004、2007 和 2010 年监测结果显示，18 ～ 69 岁居民标化高血压患病率分别为 20.5%、25.1% 和 30.7%，呈上升趋势；城市居民标化高血压患病率分别为 21.1%、24.4% 和 30.2%，农村分别为 19.8%、25.8% 和 31.3%，均呈明显上升趋势，农村上升幅度较城市明显。如图 2-3-6、2-3-7、2-3-8。

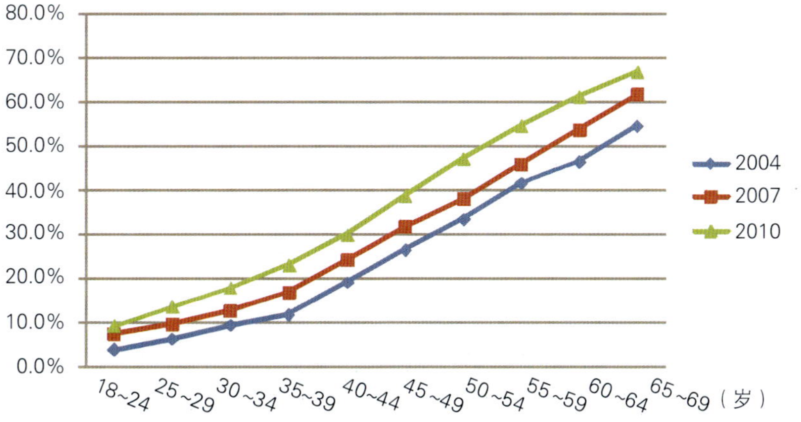

图 2-3-6 2004、2007 和 2010 年 18 ～ 69 岁居民高血压患病率（%）比较

（2004 年现场血压测量使用汞柱血压计，2007 和 2010 年使用电子血压计）

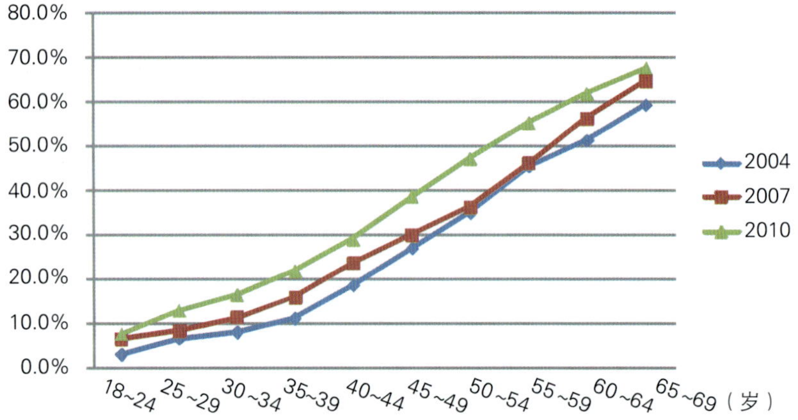

图 2-3-7　2004、2007 和 2010 年 18 ~ 69 岁城市居民高血压患病率（%）比较

（2004 年现场血压测量使用汞柱血压计，2007 和 2010 年使用电子血压计）

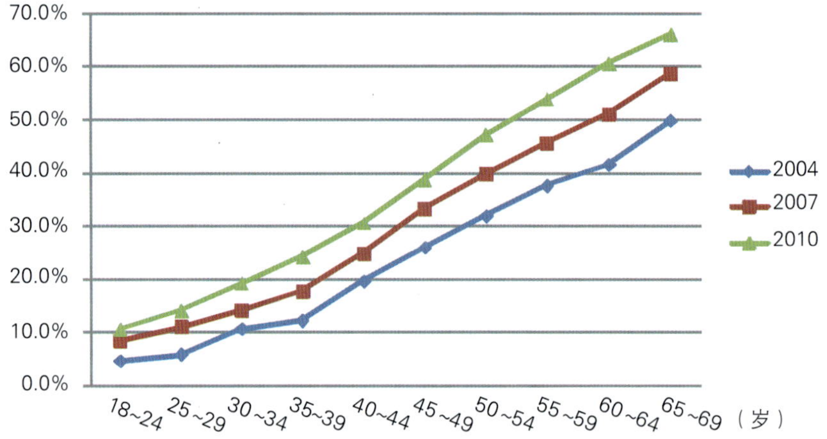

图 2-3-8　2004、2007 和 2010 年 18 ~ 69 岁农村居民高血压患病率（%）比较

（2004 年现场血压测量使用汞柱血压计，2007 和 2010 年使用电子血压计）

3．高血压知晓率

2010 年 18 岁及以上居民的高血压知晓率为 35.7%，其中男性、女性分别为 32.8% 和 39.1%，女性高于男性；无论男性、女性，各年龄组居民高血压知晓率均随年龄的增长而升高。

城乡高血压知晓率分别为 41.0% 和 33.2%，城市高于农村。东、中、西部地区居民的高血压知晓率依次降低，分别为 38.4%、35.3%、31.6%；西部城市高血压知晓率（40.4%）高于中部城市（37.5%），略低于东部城市（42.9%）；西部农村知晓率（28.4%）明显低于东部和中部农村（35.2% 和 34.5%）。见表 2-3-4。

表 2-3-4　不同性别、年龄、地区居民高血压知晓率（%）

		合计				城市				农村			
		小计	东部	中部	西部	小计	东部	中部	西部	小计	东部	中部	西部
合计	小计	35.7	38.4	35.3	31.6	41.0	42.9	37.5	40.4	33.2	35.2	34.5	28.4
	18～44岁	22.0	22.7	22.6	20.1	22.6	22.3	24.1	21.2	21.8	22.9	22.1	19.8
	45～59岁	39.1	42.2	38.7	33.3	44.0	47.2	39.1	40.7	36.4	38.4	38.5	30.2
	60岁及以上	45.4	48.7	45.3	40.2	53.3	55.4	48.6	53.3	41.6	44.1	44.1	34.9
男性	小计	32.8	34.6	33.0	29.0	37.6	39.2	35.1	36.5	30.3	31.3	32.2	26.1
	18～44岁	20.6	20.6	21.9	18.8	21.6	20.4	24.3	21.1	20.2	20.7	21.1	18.1
	45～59岁	36.9	39.8	36.2	31.6	41.8	45.4	36.4	37.5	34.0	35.2	36.1	28.9
	60岁及以上	43.5	45.9	44.6	38.1	51.0	53.2	47.2	50.3	39.8	41.0	43.6	33.2
女性	小计	39.1	42.8	37.8	34.4	45.1	47.5	40.4	44.8	36.3	39.7	37.0	30.7
	18～44岁	24.3	26.5	23.6	22.1	24.6	26.2	23.8	21.4	24.2	26.6	23.5	22.3
	45～59岁	41.4	44.8	41.2	35.1	46.5	49.2	42.1	44.3	38.8	41.6	40.8	31.4
	60岁及以上	47.2	51.3	45.9	42.2	55.3	57.4	50.0	56.0	43.2	47.0	44.5	36.5

2010 年 18 ～ 69 岁居民标化高血压知晓率（35.0%）与 2007 年（34.4%）相比无明显差别。城市高血压知晓率 2010 年（37.5%）低于 2007 年（40.4%），而农村高血压知晓率则 2010 年（32.7%）高于 2007 年（28.7%）。如图 2-3-9。

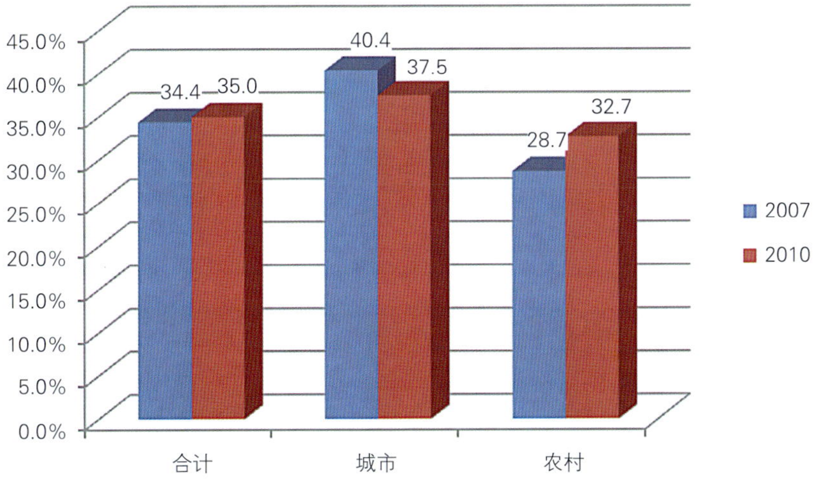

图 2-3-9　2007 和 2010 年 18 ～ 69 岁城乡居民高血压知晓率（%）比较

4．高血压治疗率

2010 年 18 岁及以上高血压知晓者的高血压治疗率为 80.4%，男性、女性分别为 75.8% 和 84.9%，女性明显高于男性；无论男性和女性，城市和农村，东、中、西部地区，高血压知晓者的高血压治疗率均随年龄的增长而升高。

城乡高血压知晓者的高血压治疗率分别为 80.7% 和 80.2%，城乡无差异；东、中、西部地区的高血压治疗率分别为80.2%、82.1%、78.1%，但西部城市的高血压治疗率（85.1%）高于东、中部城市（80.0%和79.0%），而西部农村治疗率（74.4%）明显低于东部和中部农村（80.5%和83.3%）。见表2-3-5。

表2-3-5　不同性别、年龄、地区居民高血压知晓者的高血压治疗率（%）

		合计				城市				农村			
		小计	东部	中部	西部	小计	东部	中部	西部	小计	东部	中部	西部
合计	小计	80.4	80.2	82.1	78.1	80.7	80.0	79.0	85.1	80.2	80.5	83.3	74.4
	18～44岁	62.8	60.5	66.0	62.1	57.7	54.7	60.6	61.7	65.0	63.9	67.7	62.2
	45～59岁	81.4	81.2	83.4	78.7	80.7	80.0	78.3	85.8	81.9	82.3	85.3	74.6
	60岁及以上	87.9	88.0	89.8	84.9	89.2	88.7	88.6	91.0	87.0	87.4	90.2	81.2
男性	小计	75.8	75.9	77.0	73.5	76.5	75.5	73.8	83.0	75.3	76.2	78.3	68.4
	18～44岁	58.9	56.3	62.7	57.5	55.0	51.3	56.1	64.4	60.7	59.5	65.1	55.0
	45～59岁	77.2	76.7	78.5	76.1	77.8	76.4	75.1	86.3	76.7	77.0	79.9	70.2
	60岁及以上	84.6	86.3	85.3	80.3	85.8	85.8	84.0	87.8	83.9	86.7	85.9	75.8
女性	小计	84.9	84.4	87.1	82.4	85.1	84.5	84.6	87.1	84.7	84.3	88.0	79.9
	18～44岁	68.3	66.5	70.6	67.9	62.1	60.2	68.6	56.8	70.5	69.8	71.1	70.5
	45～59岁	85.3	85.4	87.7	80.9	83.6	83.9	81.4	85.4	86.3	86.7	89.9	78.5
	60岁及以上	90.6	89.4	93.6	88.6	92.1	91.2	92.8	93.6	89.6	87.9	93.9	85.5

2007年和2010年监测结果显示，2010年18～69岁高血压知晓者标化高血压治疗率（79.5%）高于2007年（72.4%）。2007年和2010年城市高血压知晓者的高血压治疗率分别为72.5%和80.1%，农村分别为72.2%和78.8%。无论城市和农村，高血压知晓者的高血压治疗率均有所提高。如图2-3-10。

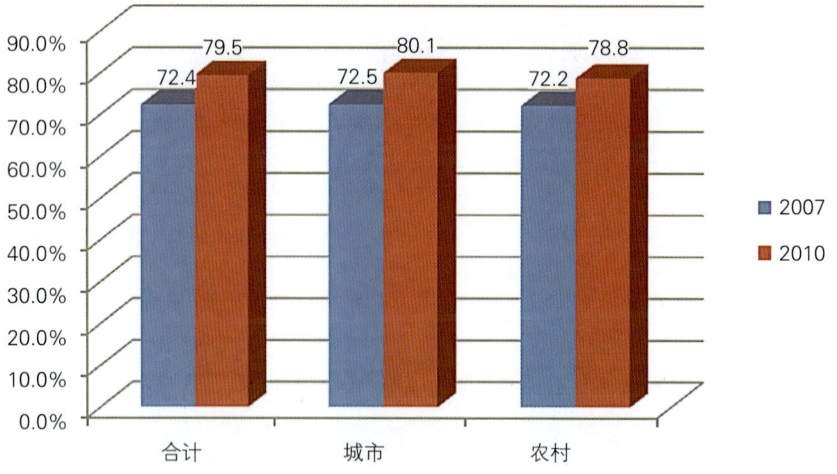

图2-3-10　2007和2010年18～69岁城乡知晓高血压者高血压治疗率（%）比较

5．高血压控制率

2010 年 18 岁及以上服药高血压患者的高血压控制率为 17.2%，男性（18.1%）略高于女性（16.4%）；18 ～ 44 岁组居民高血压控制率最高（20.7%）。

城乡高血压控制率分别为 22.9% 和 13.7%，城市明显高于农村；东、中、西部地区的高血压控制率依次为 17.9%、15.8% 和 17.7%，但西部农村高血压控制率（14.6%）与中部农村（14.3%）无明显差异，高于东部农村（12.8%）。见表 2–3–6。

表 2–3–6　不同性别、年龄、地区服药高血压患者的高血压控制率（%）

		合计				城市				农村			
		小计	东部	中部	西部	小计	东部	中部	西部	小计	东部	中部	西部
合计	小计	17.2	17.9	15.8	17.7	22.9	24.1	20.2	22.7	13.7	12.8	14.3	14.6
	18～44岁	20.7	17.7	18.6	30.5	26.5	26.4	22.5	33.5	18.6	13.4	17.5	29.6
	45～59岁	18.6	20.5	17.1	16.2	24.9	27.3	20.7	22.1	14.5	14.3	15.9	12.3
	60岁及以上	14.6	15.4	13.5	14.6	20.2	20.4	18.9	21.1	11.0	11.1	11.4	10.0
男性	小计	18.1	18.3	17.2	19.1	22.6	23.9	19.4	22.6	15.2	13.4	16.3	16.7
	18～44岁	20.5	18.0	18.8	29.1	25.0	25.1	21.4	30.5	18.7	14.2	18.0	28.5
	45～59岁	20.3	22.4	18.0	18.7	25.0	27.8	18.5	22.9	16.9	16.6	17.8	15.7
	60岁及以上	14.9	14.3	15.6	15.3	19.3	19.0	19.3	20.1	12.0	10.1	14.2	11.9
女性	小计	16.4	17.6	14.6	16.6	23.2	24.3	20.9	22.8	12.5	12.3	12.5	13.0
	18～44岁	21.0	17.4	18.4	32.0	28.6	28.2	24.2	39.6	18.6	12.5	16.8	30.5
	45～59岁	17.2	19.0	16.4	14.1	24.9	26.8	22.6	21.4	12.8	12.5	14.4	9.7
	60岁及以上	14.4	16.4	11.8	14.1	20.9	21.4	18.6	21.8	10.2	12.0	9.2	8.7

2007 年和 2010 年监测结果显示，2010 年 18 ～ 69 岁服药高血压患者标化高血压控制率（21.7%）低于 2007 年（26.9%）。2007 年和 2010 年城市高血压控制率分别为 29.1% 和 25.7%，农村分别为 23.9% 和 17.2%。如图 2–3–11。

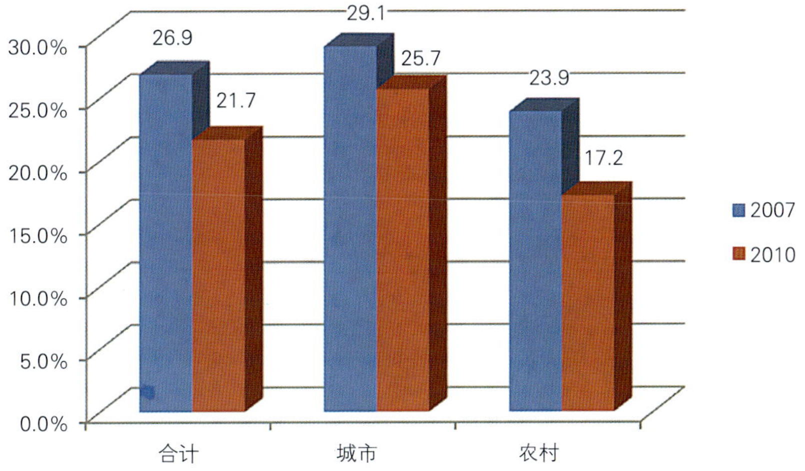

图 2–3–11　2007 和 2010 年 18 ～ 69 岁城乡服药高血压患者的高血压控制率（%）比较

6．首诊血压测量率

2010 年，35 岁及以上居民首诊血压测量率为 61.6%，城市（62.9%）略高于农村（60.8%）；东、中、西部地区依次为 61.7%、64.4% 和 58.0%；无论城乡、东中西部地区，首诊血压测量率均随着年龄的增加而上升。见表 2–3–7。

表 2–3–7　不同性别、地区 35 岁及以上居民首诊血压测量率（%）

		合计				城市				农村			
		小计	东部	中部	西部	小计	东部	中部	西部	小计	东部	中部	西部
合计	小计	61.6	61.7	64.4	58.0	62.9	62.9	65.4	60.6	60.8	60.7	64.0	56.7
	35～44岁	53.2	50.9	58.4	50.2	53.1	51.3	58.1	51.4	53.2	50.7	58.5	49.7
	45～59岁	61.3	61.7	63.5	57.7	61.9	61.4	65.5	59.8	60.9	62.0	62.7	56.6
	60岁及以上	71.1	72.2	72.5	67.5	73.9	74.8	73.7	71.8	69.3	69.8	72.0	65.3
男性	小计	61.9	62.2	64.8	58.0	63.3	63.7	66.5	59.2	61.1	60.9	64.1	57.4
	35～44岁	54.2	52.9	58.9	50.5	55.5	55.0	60.6	51.4	53.5	51.3	58.2	50.1
	45～59岁	61.7	62.2	63.9	57.7	63.0	62.6	67.1	59.7	60.8	61.9	62.6	56.7
	60岁及以上	70.5	71.0	72.7	67.0	71.6	72.8	72.9	67.3	69.8	69.3	72.7	66.8
女性	小计	61.3	61.3	64.0	58.0	62.5	62.1	64.3	61.8	60.5	60.6	63.9	56.1
	35～44岁	52.3	49.2	58.0	50.0	50.8	47.8	55.7	51.4	53.0	50.2	58.8	49.3
	45～59岁	60.9	61.2	63.1	57.6	60.9	60.3	63.9	59.8	60.9	62.2	62.8	56.5
	60岁及以上	71.6	73.3	72.2	67.9	75.9	76.5	74.4	75.8	68.9	70.2	71.4	63.9

三、糖尿病及其控制

1．样本情况

糖尿病及其控制部分的有效样本数为 96 941 人，其中男性 44 353 人，女性 52 588 人；城市 38 311 人，农村 58 630 人；东、中、西部地区分别为 32 435 人、30 089 人和 34 417 人。

2．糖尿病患病率

2010 年 18 岁及以上居民糖尿病患病率为 9.7%，其中 63.9% 为新检出的糖尿病患者；男性糖尿病患病率（10.2%）高于女性（9.0%）。城市（12.3%）高于农村（8.4%）；东、中、西部地区依次为 11.1%、9.7% 和 7.5%；其中东部城市地区糖尿病患病率最高（14.1%）。见表 2–3–8。

表 2-3-8 不同性别、年龄、地区居民糖尿病患病率（%）

		合计				城市				农村			
		小计	东部	中部	西部	小计	东部	中部	西部	小计	东部	中部	西部
合计	小计	9.7	11.1	9.7	7.5	12.3	14.1	10.4	10.7	8.4	9.2	9.4	6.4
	18～44岁	5.2	6.0	5.7	3.5	6.2	7.4	5.8	4.5	4.7	5.2	5.6	3.2
	45～59岁	13.4	14.7	13.6	10.8	16.2	17.3	14.8	14.8	11.8	12.5	13.1	9.2
	60岁及以上	19.6	21.5	18.6	17.7	25.0	27.0	20.3	25.5	17.0	17.7	18.1	14.7
男性	小计	10.2	11.8	10.4	7.9	13.3	15.2	11.8	11.1	8.8	9.5	10.0	6.7
	18～44岁	6.1	7.1	6.8	4.0	7.5	8.8	7.0	5.5	5.5	6.2	6.7	3.5
	45～59岁	14.6	15.9	14.9	12.0	18.4	19.4	18.0	16.5	12.5	13.1	13.8	10.1
	60岁及以上	18.3	20.0	17.4	16.8	23.8	26.6	19.4	22.4	15.7	15.5	16.8	14.6
女性	小计	9.0	10.5	8.9	7.1	11.3	12.9	9.0	10.2	8.0	8.9	8.8	6.0
	18～44岁	4.2	4.8	4.5	2.9	4.9	6.0	4.5	3.3	3.9	4.2	4.5	2.8
	45～59岁	12.1	13.4	12.2	9.6	13.9	15.2	11.4	13.0	11.1	12.0	12.4	8.2
	60岁及以上	20.8	22.9	19.8	18.6	26.2	27.4	21.1	28.5	18.2	19.7	19.3	14.8

男性糖尿病患病率在 60 岁以下各年龄组均高于女性，但在 60 岁及以上年龄组糖尿病患病率低于女性。不论男女，糖尿病患病率均随年龄的增长而升高。如图 2-3-12。

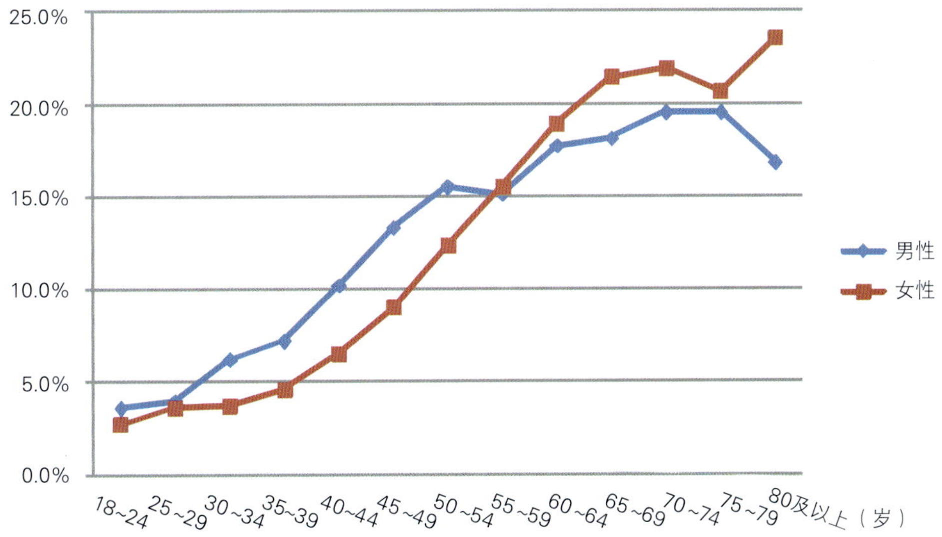

图 2-3-12 不同年龄、性别 18 岁及以上居民糖尿病患病率（%）比较

18 岁及以上居民糖尿病患病率，不论城乡或总体，均随年龄的增长而升高。各年龄组糖尿病患病率，城市均高于农村，且越高年龄组差别越大，如图 2-3-13。

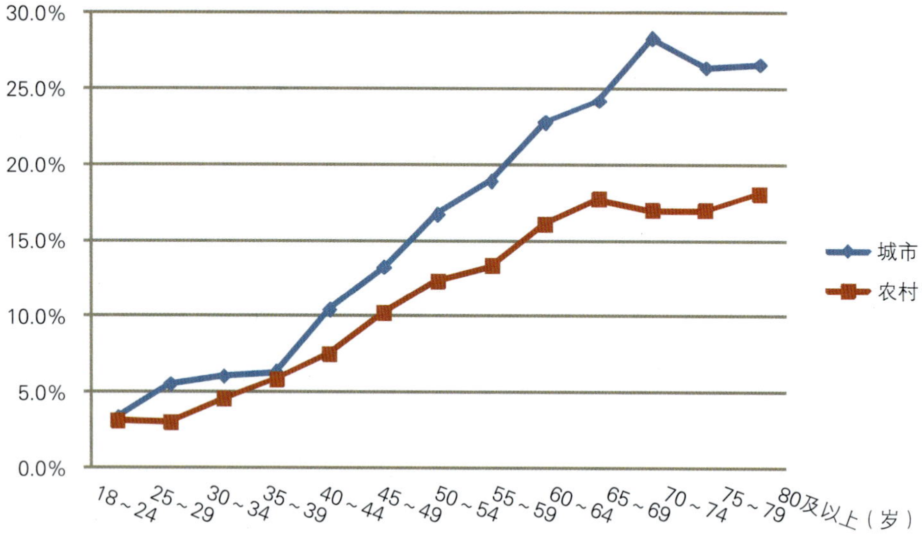

图 2-3-13 不同年龄、城乡 18 岁及以上居民糖尿病患病率（%）比较

3．糖尿病知晓率

2010 年 18 岁及以上糖尿病患者中糖尿病知晓率为 36.1%，女性（37.2%）略高于男性（35.3%）；城市（45.2%）明显高于农村（30.1%）；东、中、西部地区分别为 36.8%、36.9% 和 33.7%。中部城市糖尿病知晓率（48.0%）略高于西部城市（46.1%）和东部城市（43.8%）；中部农村糖尿病知晓率（32.7%）高于东部农村（29.9%）和西部农村（26.2%）。无论男女、城乡和东中西部地区，糖尿病知晓率均随年龄的增长而升高。见表 2-3-9。

表 2-3-9 不同性别、年龄、地区居民糖尿病知晓率（%）

		合计				城市				农村			
		小计	东部	中部	西部	小计	东部	中部	西部	小计	东部	中部	西部
合计	小计	36.1	36.8	36.9	33.7	45.2	43.8	48.0	46.1	30.1	29.9	32.7	26.2
	18～44岁	27.7	28.9	28.0	24.2	36.6	35.5	42.6	30.9	22.9	23.5	23.1	21.1
	45～59岁	37.8	37.8	39.3	35.5	44.9	44.0	47.1	45.4	32.5	30.9	36.1	29.0
	60岁及以上	42.3	42.8	44.3	39.0	52.3	49.9	55.1	55.7	35.2	35.2	40.2	27.9
男性	小计	35.3	36.4	35.6	32.4	44.9	43.5	46.7	46.7	28.7	29.0	31.2	23.8
	18～44岁	29.1	32.1	28.0	24.4	37.7	38.9	40.1	30.9	24.3	26.5	23.8	21.0
	45～59岁	37.1	37.3	38.9	33.7	45.1	43.6	48.0	46.4	30.6	29.7	34.6	25.3
	60岁及以上	40.5	40.4	42.6	38.4	52.1	48.1	53.9	61.1	32.2	31.5	38.2	25.1
女性	小计	37.2	37.3	38.4	35.2	45.6	44.1	49.9	45.3	31.8	30.8	34.5	28.9
	18～44岁	25.5	24.1	28.1	24.0	34.7	30.4	46.8	31.0	20.7	19.0	22.1	21.1
	45～59岁	38.7	38.4	39.7	37.9	44.7	44.6	45.6	44.0	34.7	32.1	37.7	33.9
	60岁及以上	43.8	44.7	45.9	39.5	52.5	51.6	56.1	51.6	37.7	38.0	42.0	30.6

4．糖尿病治疗率

2010 年 18 岁及以上知晓糖尿病患病的居民中糖尿病治疗率为 92.5%，女性（92.9%）略高于男性（92.0%）。城市、农村无明显差异；东、中、西部城市糖尿病治疗率分别为 93.8%、91.8% 和 90.4%，呈依次递减的趋势。见表 2-3-10。

表 2-3-10 不同性别、年龄、地区居民糖尿病治疗率（%）

		合计				城市				农村			
		小计	东部	中部	西部	小计	东部	中部	西部	小计	东部	中部	西部
合计	小计	92.5	93.8	91.8	90.4	92.4	93.9	90.6	90.5	92.5	93.6	92.5	90.3
	18～44岁	89.8	91.2	88.4	89.4	89.6	91.0	87.7	88.1	90.1	91.4	88.8	90.3
	45～59岁	93.0	94.5	93.2	88.9	92.7	94.3	92.4	88.2	93.3	94.8	93.6	89.7
	60岁及以上	93.5	94.6	92.9	92.1	93.7	95.0	90.9	93.1	93.3	94.0	93.9	90.9
男性	小计	92.0	93.0	92.1	89.7	90.8	91.8	89.7	89.4	93.4	94.7	93.6	90.1
	18～44岁	90.3	90.3	89.9	91.3	89.7	89.0	89.4	93.0	90.8	91.8	90.2	89.9
	45～59岁	92.1	93.5	93.1	86.5	91.1	92.6	92.0	85.3	93.2	95.2	93.8	87.9
	60岁及以上	93.6	94.8	93.1	92.0	91.4	93.1	86.4	91.7	96.2	97.7	96.7	92.6
女性	小计	92.9	94.7	91.5	91.2	94.3	96.3	91.7	91.8	91.6	92.5	91.4	90.6
	18～44岁	89.0	92.9	86.1	86.7	89.3	94.9	85.4	79.6	88.8	90.4	86.5	90.9
	45～59岁	94.2	95.6	93.3	91.8	95.0	96.5	93.1	92.2	93.4	94.4	93.4	91.5
	60岁及以上	93.4	94.5	92.7	92.2	95.6	96.6	94.6	94.4	91.3	91.7	91.8	89.6

5．糖尿病控制率

2010 年 18 岁及以上糖尿病患者治疗控制率为 34.7%，女性（35.4%）高于男性（34.0%）。在城市，中部地区糖尿病控制率（40.2%）最高，其次为西部地区（35.9%），东部地区最低（30.4%）；在农村，中部、东部和西部地区依次为 36.3%、35.2% 和 34.2%。见表 2-3-11。

表 2-3-11 不同性别、年龄、地区居民糖尿病治疗控制率（%）

		合计				城市				农村			
		小计	东部	中部	西部	小计	东部	中部	西部	小计	东部	中部	西部
合计	小计	34.7	32.4	37.7	35.1	33.8	30.4	40.2	35.9	35.5	35.2	36.3	34.2
	18～44岁	35.4	34.4	39.0	30.2	33.6	31.9	43.5	19.9	36.9	37.5	36.3	37.2
	45～59岁	32.4	30.1	34.5	34.8	32.3	29.0	34.4	40.5	32.5	31.9	34.5	28.9
	60岁及以上	36.5	33.5	40.2	37.6	35.3	31.1	43.8	37.7	37.7	37.1	38.3	37.4
男性	小计	34.0	32.7	35.9	33.8	31.9	29.7	35.2	34.1	36.1	37.1	36.3	33.5
	18～44岁	32.6	32.4	34.4	29.0	29.9	26.1	41.2	23.8	34.8	39.8	30.5	33.1
	45～59岁	34.1	34.2	33.8	34.6	32.7	32.2	29.6	38.6	35.7	37.6	36.4	29.9
	60岁及以上	35.0	30.9	40.2	36.0	32.4	29.3	37.4	35.0	37.9	33.5	41.6	37.4

续表

		合计				城市				农村			
		小计	东部	中部	西部	小计	东部	中部	西部	小计	东部	中部	西部
女性	小计	35.4	32.0	39.7	36.4	35.9	31.2	46.3	37.9	34.9	33.3	36.4	35.0
	18～44岁	40.4	38.4	46.7	32.2	39.9	42.6	47.1	11.9	40.9	32.7	46.5	42.7
	45～59岁	30.4	25.4	35.3	34.9	31.7	25.0	42.3	43.0	29.1	26.0	32.5	28.0
	60岁及以上	37.6	35.5	40.1	38.9	37.7	32.5	48.7	40.1	37.5	39.5	35.6	37.3

四、血脂异常

1．样本情况

本次调查用于血脂分析的有效样本量为 97 409 人，其中男性 44 565 人，女性 52 844 人；城市 38 408 人，农村 59 001 人；东、中、西部地区分别为 32 593 人、30 278 人和 34 538 人。

2．血脂异常患病情况

（1）高胆固醇（TC）血症患病率：18 岁及以上居民高胆固醇（TC）血症患病率为 3.3%，其中男性 3.4%，女性 3.2%。男性高 TC 血症患病率以 45 ～ 59 岁组最高（4.4%）；女性高 TC 血症患病率以 60 岁及以上组最高（6.9%），且明显高于其他年龄组患病率。

高 TC 患病率城市为 4.2%，农村为 2.9%，城市高于农村；东、中、西部地区分别为 4.2%、2.4% 和 3.1%。见表 2-3-12。

表 2-3-12　不同性别、年龄、地区居民高 TC 血症患病率（%）

		合计				城市				农村			
		小计	东部	中部	西部	小计	东部	中部	西部	小计	东部	中部	西部
合计	小计	3.3	4.2	2.4	3.1	4.2	5.7	2.4	3.0	2.9	3.3	2.4	3.1
	18～44岁	2.2	2.7	1.8	2.1	2.4	3.0	1.7	2.0	2.1	2.5	1.8	2.1
	45～59岁	4.7	6.0	3.1	4.6	6.3	8.2	3.2	4.7	3.9	4.2	3.0	4.5
	60岁及以上	4.9	6.1	3.7	4.5	6.4	8.6	4.0	4.0	4.2	4.4	3.5	4.7
男性	小计	3.4	4.2	2.5	3.3	4.1	5.4	2.5	3.2	3.0	3.4	2.5	3.3
	18～44岁	3.0	3.7	2.4	2.9	3.3	4.1	2.2	2.9	2.9	3.4	2.5	3.0
	45～59岁	4.4	5.5	2.8	4.7	5.9	7.4	3.4	5.0	3.7	4.0	2.6	4.5
	60岁及以上	2.9	3.5	2.3	2.6	3.7	5.3	2.3	1.4	2.5	2.3	2.2	3.0
女性	小计	3.2	4.3	2.2	2.8	4.3	5.9	2.3	2.8	2.7	3.2	2.2	2.8
	18～44岁	1.3	1.7	1.1	1.2	1.4	1.8	1.1	1.0	1.3	1.7	1.0	1.2
	45～59岁	5.0	6.4	3.3	4.5	6.6	9.0	3.0	4.4	4.1	4.4	3.4	4.6
	60岁及以上	6.9	8.5	5.0	6.4	9.0	11.6	5.6	6.6	5.8	6.3	4.8	6.4

（2）高低密度脂蛋白胆固醇（LDL–C）血症患病率：18 岁及以上居民高低密度脂蛋白胆固醇（LDL–C）血症患病率为 2.1%，男性、女性均为 2.1%。随着年龄的增加，男性、女性居民高 LDL–C 血症患病率呈先升高后下降的趋势，其中男性 45 ～ 59 岁年龄组最高（2.9%），女性 60 岁及以上组最高（4.7%）。

高 LDL–C 血症患病率城市为 3.0%，农村为 1.8%；东、中、西部地区分别为 2.9%、1.5% 和 1.8%。见表 2–3–13。

表 2–3–13　不同性别、年龄、地区居民高 LDL–C 血症患病率（%）

		合计				城市				农村			
		小计	东部	中部	西部	小计	东部	中部	西部	小计	东部	中部	西部
合计	小计	2.1	2.9	1.5	1.8	3.0	4.4	1.3	1.9	1.8	1.9	1.6	1.8
	18～44岁	1.3	1.7	1.2	1.0	1.6	2.4	0.9	0.9	1.2	1.3	1.3	1.0
	45～59岁	3.0	3.9	1.8	3.0	4.2	5.5	1.8	3.6	2.4	2.6	1.9	2.8
	60岁及以上	3.6	4.8	2.4	3.0	5.2	7.8	2.1	2.9	2.8	2.8	2.5	3.1
男性	小计	2.1	2.8	1.5	1.9	2.9	4.2	1.4	1.9	1.8	1.9	1.6	1.9
	18～44岁	1.7	2.2	1.4	1.5	2.1	3.1	1.2	1.3	1.6	1.7	1.5	1.5
	45～59岁	2.9	3.6	1.8	3.2	4.0	4.9	2.0	3.7	2.3	2.5	1.7	2.9
	60岁及以上	2.4	3.4	1.6	1.8	3.6	5.8	1.3	1.0	1.8	1.7	1.7	2.1
女性	小计	2.1	2.9	1.5	1.7	3.1	4.6	1.3	1.9	1.7	1.9	1.6	1.6
	18～44岁	0.9	1.2	0.9	0.5	1.1	1.7	0.6	0.4	0.8	0.9	1.0	0.5
	45～59岁	3.2	4.2	1.9	2.9	4.5	6.1	1.6	3.4	2.5	2.7	2.0	2.7
	60岁及以上	4.7	6.2	3.1	4.3	6.8	9.6	2.9	4.7	3.7	3.8	3.2	4.1

（3）低高密度脂蛋白胆固醇（HDL–C）血症患病率：18 岁及以上居民低高密度脂蛋白胆固醇（HDL–C）血症患病率为 44.8%，其中男性 50.6%，女性 38.9%，男性高于女性。随着年龄的增加，男性低 HDL–C 血症患病率呈下降趋势，18 ～ 44 岁年龄组最高，为 53.6%；60 岁及以上组最低，为 44.3%。女性 45 ～ 59 岁组低 HDL–C 血症患病率最低，为 37.5%。

低 HDL–C 血症患病率城市为 45.4%，农村为 44.6%；东、中、西部地区分别为 43.5%、43.3% 和 48.6%，西部地区高于东、中部地区。见表 2–3–14。

表 2–3–14　不同性别、年龄、地区居民低 HDL–C 血症患病率（%）

		合计				城市				农村			
		小计	东部	中部	西部	小计	东部	中部	西部	小计	东部	中部	西部
合计	小计	44.8	43.5	43.3	48.6	45.4	40.4	48.8	52.5	44.6	45.6	41.4	47.1
	18～44岁	46.9	45.7	44.6	51.0	47.6	42.2	50.8	54.2	46.5	47.7	42.6	49.9
	45～59岁	42.6	40.5	43.8	44.8	42.6	37.7	47.8	49.4	42.7	42.7	42.4	42.9
	60岁及以上	41.2	41.8	37.2	44.9	43.4	39.9	42.9	51.7	40.1	43.0	35.2	42.3

续表

		合计				城市				农村			
		小计	东部	中部	西部	小计	东部	中部	西部	小计	东部	中部	西部
男性	小计	50.6	49.6	49.0	53.8	53.0	48.3	56.6	58.9	49.5	50.5	46.5	51.9
	18～44岁	53.6	52.9	51.7	56.8	56.2	50.8	60.7	61.1	52.6	54.0	48.8	55.4
	45～59岁	47.5	46.3	47.9	49.1	49.8	46.3	53.5	54.6	46.3	46.3	45.9	46.9
	60岁及以上	44.3	44.7	39.9	48.8	48.0	44.3	46.3	57.8	42.6	44.9	37.8	45.4
女性	小计	38.9	37.4	37.3	43.1	37.7	32.3	40.7	46.0	39.5	40.6	36.1	42.0
	18～44岁	39.7	38.4	37.1	44.7	38.7	33.3	40.5	46.9	40.2	41.2	36.0	44.0
	45～59岁	37.5	34.6	39.6	40.3	35.1	28.8	41.9	44.0	38.8	39.0	38.7	38.7
	60岁及以上	38.2	39.1	34.5	41.1	39.1	35.9	39.6	45.8	37.8	41.2	32.7	39.3

（4）高甘油三酯（TG）血症患病率：18 岁及以上居民高甘油三酯（TG）血症患病率为 11.3%，其中男性 13.8%，女性 8.6%，男性高于女性。随着年龄的增加，男性高 TG 血症患病率呈先升高后下降的趋势，其中 45 ～ 59 岁年龄组最高（16.1%）；女性高 TG 血症患病率 60 岁及以上组最高，为 12.9%。

高 TG 血症患病率城市为 12.1%，农村为 10.9%；东、中、西部地区分别为 11.0%、11.7% 和 11.2%，差别不明显。见表 2-3-15。

表 2-3-15　不同性别、年龄、地区居民高 TG 血症患病率（%）

		合计				城市				农村			
		小计	东部	中部	西部	小计	东部	中部	西部	小计	东部	中部	西部
合计	小计	11.3	11.0	11.7	11.2	12.1	12.3	11.5	12.5	10.9	10.1	11.8	10.7
	18～44岁	10.1	9.6	10.6	10.1	10.2	10.0	10.3	10.6	10.0	9.4	10.7	9.9
	45～59岁	14.2	13.7	14.8	14.1	15.4	15.6	14.3	16.2	13.5	12.3	15.0	13.2
	60岁及以上	10.8	10.7	11.1	10.8	12.4	12.8	10.7	13.1	10.1	9.2	11.2	9.9
男性	小计	13.8	13.8	14.1	13.6	15.7	15.9	15.0	15.8	13.0	12.4	13.8	12.7
	18～44岁	14.2	13.8	14.6	14.1	15.3	14.7	15.4	16.1	13.7	13.3	14.4	13.4
	45～59岁	16.1	16.3	16.2	15.6	19.2	19.8	17.7	19.6	14.4	13.5	15.6	13.9
	60岁及以上	8.7	9.3	8.5	8.2	10.3	12.0	8.6	8.6	8.0	7.5	8.5	8.0
女性	小计	8.6	8.1	9.3	8.6	8.5	8.6	7.8	9.1	8.7	7.8	9.8	8.5
	18～44岁	5.8	5.2	6.4	5.8	5.0	5.0	5.0	4.8	6.1	5.4	6.8	6.1
	45～59岁	12.2	11.2	13.4	12.5	11.5	11.3	10.7	12.7	12.6	11.1	14.4	12.4
	60岁及以上	12.9	12.0	13.6	13.4	14.3	13.6	12.7	17.5	12.2	10.9	13.8	11.8

第三章 主要发现和建议

一、主要发现

1．慢性病危险因素

（1）男性吸烟行为仍广泛存在，吸烟水平下降不明显，公共场所控烟形势严峻。目前，18岁及以上男性居民现在吸烟率（53.3%）和现在每日吸烟率（47.0%）居高不下，日均吸烟量为17.8支，劳动力人群（18 ~ 59岁）为吸烟的主力军。但18岁及以上男性居民戒烟率（14.8%）却处于较低水平，成功戒烟率（10.7%）更低，男性戒烟率和成功戒烟率均随着年龄的增长而增高。女性现在吸烟率（2.5%）和现在每日吸烟率（2.0%）均处于较低水平，日均吸烟量女性（12.9支）明显低于男性（17.8支）。

2004 ~ 2010年，18 ~ 69岁男性居民的吸烟水平呈微弱下降趋势，但依然处于高平台期。根据《2009年世界卫生组织全球烟草流行报告》，与其他国家相比，我国男性居民现在吸烟率和现在每日吸烟率均处于较高水平，而女性则处于较低水平。

不同场所30天内的有烟比例均较高，其中餐厅最高（80.3%），其次为政府机构（54.4%）、公共交通工具（52.1%）、医疗机构（42.8%），学校的有烟比例为最低（39.4%），农村有烟比例明显高于城市。目前，公共场所吸烟现象仍然普遍存在，居民广泛暴露于有烟环境之中，农村的控烟措施不如城市。因此，公共场所控烟形势非常严峻，尤其农村地区。

（2）男性饮酒行为普遍流行，农村危险饮酒及有害饮酒行为更应引起重视。目前，18岁及以上居民中12个月内饮酒者超过1/3（36.4%），而男性饮酒者超过一半（57.7%），是女性的4倍（女性为14.5%）。18 ~ 59岁各组居民（劳动力人口）12个月内饮酒率均较高，城市高于农村。1/4的饮酒者几乎天天饮酒（饮酒频次：5天及以上/周），而且18岁及以上各年龄组农村居民几乎天天饮酒者的比例高于城市居民。

2004年18 ~ 69岁居民12个月内饮酒率高于2007年和2010年，但2010年高于2007年。

2010年18岁及以上居民饮酒者中危险饮酒率和有害饮酒率分别为8.1%和9.3%，均表现为男性明显高于女性，45 ~ 59岁组为最高。城市和农村饮酒者危险饮酒率分别为7.4%和8.5%，有害饮酒率分别为7.5%和10.2%。危险饮酒率和有害饮酒率，东、中、西部地区依次降低。因此，危险饮酒和有害饮酒急需重视，尤其是农村地区。

（3）成人居民红肉类、食用油和食盐摄入过多，蔬菜、水果摄入相对不足。18岁及以上居民平均每人日摄入蔬菜和水果420.1克（男性413.6克，女性426.9克），按照世界卫生组织推荐的每日至少400克摄入量标准，18岁及以上城乡居民中有一半的人（52.8%）蔬菜水果摄入不足，农村高于城市，60岁及以上老年人群高于其他年龄组人群。

红肉（猪、牛、羊肉等）平均每人日摄入75.8克，其中男性88.7克，女性62.4克，男性和女性均以18 ~ 44岁年龄组居民的摄入量最高；城市（86.3克）高于农村（71.1克）。红肉平均每人日摄入量超过100克的比例为27.4%，其中男性33.5%，女性21.1%；18 ~ 44岁年龄组摄入过多比例最高（31.6%）；城市（32.1%）高于农村（25.3%）。

居民人均每日食盐摄入量10.6克，农村（11.5克）高于城市（9.1克）。共有80.9%的家庭人均每日食盐摄入量超过WHO推荐的5克，72.6%的家庭超过6克，27.5%的家庭超过12克，18.1%的家庭超过15克。农村食盐摄入过多的比例无论在东、中、西部地区，还是按照不同摄入量标准，均高于城市。

居民人均每日烹调用油摄入量49.1克，城乡无明显差异。共有83.4%的家庭人均每日食用油摄入量超过25克，35.2%的家庭超过50克。

由此可见，18岁及以上居民食用油、食盐和红肉的摄入量过多，而蔬菜、水果摄入不足，增加了高血压、血脂异常等主要慢性病的患病风险。

（4）居民主动锻炼率较低，静态生活方式普遍。2010年18岁及以上居民经常锻炼（每周至少3次，每次至少10分钟业余锻炼）的比例为11.9%，城市（19.9%）高于农村（8.2%），男性（13.1%）高于女性（10.6%）。其中城市居民经常锻炼的比例高于2002年结果（15.1%）。

18岁及以上居民从不锻炼的比例为83.8%，农村（88.6%）高于城市（73.2%），女性（86.2%）高于男性（81.6%）。其中城市居民从不锻炼的比例低于2002年结果（78.4%）。

18岁及以上居民平均每日静态行为时间为2.7小时，其中男性2.9小时，女性2.6小时；城市3.3小时，农村2.5小时；男性、女性均以18～44岁组静坐行为时间为最长（分别为3.1和3.0小时），随着年龄的增长呈下降趋势。无论城乡、男性、女性，平均每日静态行为时间均较2002年中国居民营养与健康调查略有上升。

因此，18岁及以上居民静态生活方式普遍存在，各年龄组居民业余时间从不锻炼的比例较高，尤其是18～44岁组居民。

2．主要慢性病患病情况

（1）成人居民的超重率与肥胖率较高，且持续上升，应引起足够关注。本报告采用卫生部《中国成人超重与肥胖症预防控制指南》推荐标准：$24 \leq BMI < 28$为超重，$BMI \geq 28$为肥胖。40%以上的成人超重或肥胖，其中1/4的人肥胖，男性、女性差别不大；45岁以上人群中，超过半数的人超重或肥胖。城市地区超重或肥胖的水平普遍高于农村地区，东、中、西部地区呈递减趋势；东部城市地区男性人群中，超过一半的人超重或肥胖。

根据2004年、2007年和2010年监测结果，18～69岁居民的超重和肥胖率呈明显上升趋势，且肥胖率上升更为明显。2010年与2007年相比，肥胖率上升了57.5%，其中男性上升了83%，女性上升了36%。西部农村肥胖率上升速度最快，较2007年上升了70%。

（2）成人居民高血压患病率、知晓率和治疗率呈升高趋势，但血压控制效果有待提高。2010年我国18岁及以上居民1/3（33.5%）患高血压病；而在高血压患者中，仅有约

1/3（35.7%）被医疗机构明确诊断并知晓；但在已知晓的高血压患者中，4/5（80.4%）患者接受了药物治疗，城乡几乎没有差异，西部城市的高血压治疗率（85.1%）高于东、中部城市（80.0% 和 79.0%），而西部农村治疗率（74.4%）明显低于东部和中部农村（80.5% 和 83.3%）。在接受药物治疗的高血压患者中，仅有 17.2% 的高血压患者的血压得到控制；但农村地区高血压控制率明显低于城市地区，尤其是东部农村地区。因此，农村地区高血压患者的血压控制效果更需加强。

2004 年慢性病及其危险因素监测现场调查血压测量采用汞柱式血压计，2007 和 2010 年监测采用欧姆龙电子血压计，三次监测结果显示，18 ～ 69 岁居民的高血压患病率分别为 20.5%、25.1% 和 30.7%，呈逐渐升高趋势。

2007 年 18 ～ 69 岁居民的高血压知晓率为 34.4%，与之相比 2010 年变化不明显（35.0%）；随着国家基本公共卫生服务的实施，无论城乡，18 ～ 69 岁高血压知晓者的治疗率均明显提高，由 2007 年的 72.4% 提高到 2010 年的 79.5%，而且城乡提高幅度没有差别。但 2010 年 18 ～ 69 岁服药高血压患者标化高血压控制率（21.7%）低于 2007 年（26.9%），尤其农村需加强高血压患者的血压控制工作。

与其他国家相比，我国居民高血压患病率高于美国（30%）和加拿大（21.6%），但低于德国（55%）、意大利（38%）等欧洲国家。美国从 1999 ～ 2008 年，高血压患病率无显著变化，维持在 30% 左右；知晓率则由 69.6% 上升至 80.6%，治疗率由 59.4% 上升至 71.6%，控制率由 31.6% 上升至 48.4%。加拿大从 1992 ～ 2009 年，高血压患病率为 19.7% ～ 21.6%；知晓率从 1992 年的 56.9% 上升至 2009 年的 82.5%，治疗率由 34.6% 上升至 79.0%，控制率由 13.2% 上升至 64.6%。可见，我国居民高血压水平已超过部分发达国家，但对高血压的知晓率还较低，高血压患者的治疗率虽有明显提高，但高血压的控制工作尚需进一步加强。

（3）我国居民糖尿病患病形势严峻，近 2/3 患者不知自己患病。18 岁及以上居民近 1/10 患有糖尿病（患病率为 9.7%），其中男性（10.2%）高于女性（9.0%），城市（12.3%）高于农村（8.4%）；东、中、西部地区依次为 11.1%、9.7% 和 7.5%。在所有糖尿病患者中，仅有近 1/3（36.1%）患者被医疗机构明确诊断并知晓。已被诊断为糖尿病的患者中，绝大多数都进行了治疗，但只有 1/3 采取治疗措施的糖尿病患者能将空腹血糖控制在正常范围内。

与全球成人糖尿病总体患病率（男性为 9.8%，女性为 9.2%）接近，略低于美国（男性 12.6%，女性 9.1%）及同样为人口大国的印度（男性 11.1%，成年女性 10.8%）；但高于日本（男性 7.2%，女性 4.7%）、新加坡（男性 7.5%，女性 5.4%）等亚洲临近国家。

（4）居民血脂异常患病率升高明显，防治任务艰巨。18 岁及以上居民高甘油三酯血症患病率为 11.3%，高胆固醇血症患病率为 3.3%。与 2002 年中国居民营养与健康状况调查结果相比，虽然 2010 年 18 岁及以上居民血脂平均水平绝对值变化不大（2002 年和 2010 年总胆固醇分别为 3.8 mmol/L、4.1 mmol/L，甘油三酯分别为 1.1 mmol/L、1.4 mmol/L），但高胆固醇血症患病率升高了1.3倍，高甘油三酯血症患病率升高了80%，因此，血脂异常的防治任务艰巨。

二、建议

1．完善政府主导、多部门合作、专业机构支持、全社会共同参与的慢性病综合防控工作机制

（1）各级政府部门领导要高度重视慢性病防控工作，应把慢性病及其危险因素的监测和预防控制纳入政府工作规划，作为政府工作目标考核的重要指标之一。把慢性病防控工作纳入国家“十二五”发展规划，加大投入，重点解决慢性病及其危险因素监测、危险因素防控、慢性病高危人群和患者的规范管理等问题，尤其要重视农村地区、西部地区的慢性病防控工作。

（2）慢性病防控工作涉及医药卫生、食品工业、教育、环境、物价等多部门、多领域，通过动员全社会参与、多部门合作，把慢性病防控综合示范区建设、全民健康生活方式行动、迈向无烟中国等一系列行动扎实落实，并有效评估，推进慢性病及其危险因素的控制进程。

（3）通过立法、财政措施、税收、组织管理等措施建立促进健康的政策环境，创造支持性环境，加大基本公共卫生经费在慢性病危险因素控制方面的投入，并保证一定比例，真正发挥基本公共卫生服务在慢性病防控方面“关口前移”的作用。

（4）通过疾病预防控制机构和医疗卫生服务机构紧密结合，建立层次清晰的慢性病监测和防治网络，尤其是建立起公共卫生体系内各级有关机构之间的工作协调机制和业务联系，加强基层卫生服务机构建设，通过组织模式的调整，使慢性病防治工作“重心下移”和“关口前移”，充分发挥基层卫生服务机构在慢性病监测和预防控制中的作用。

通过慢性病及其危险因素监测、相关调查，确定慢性病优先行动领域和评估干预效果。

2．广泛开展健康促进活动，推广健康生活方式，控制慢性病危险因素流行

全面实施《烟草控制框架公约》（FCTC）的战略，通过提高烟草税率、以立法形式明确健康警示要求、创建无烟工作环境和无烟公共场所、严禁烟草宣传和广告等途径以减少烟草产品需求；进一步加强对被动吸烟危害的宣传和教育，宣讲戒烟的好处，为戒烟者提供戒烟方法，介绍戒烟药，在戒烟过程中遇到问题时医护人员要及时有效地给予帮助。建立各种戒烟帮助组织，利用网络建立戒烟网站，使吸烟者能便利地获得戒烟的各种知识。帮助戒烟者营造无烟环境，保护不吸烟者，尤其使未成年人远离烟草危害。

以立法形式实行酒类专卖制度。应由国家有关部门共同商讨，以制订与酒相关的生产、销售、税收，以及限制烈性酒和禁止劣质酒、含酒精饮料生产等各项政策，如减少酒的供应，提

高法定饮酒年龄，缩短售酒时间等。酒类经营单位要严格执行禁止对未成年人售酒的相关规定，严禁酒类广告的宣传。开展过量饮酒危害的宣传教育工作，让居民了解过量饮酒的危害，促使其改变饮酒习惯。创造替代条件，提供丰富多样的非酒精饮料和低度酒精饮料，逐步替代高度数酒精饮料，保护重点人群。早期发现酒精滥用者，进行康复治疗。

广泛推广膳食宝塔、合理调整产业结构、完善科学饮食相关政策，促进居民膳食结构平衡化；提倡低脂肪、低盐饮食，提高蔬菜、水果的摄入。

开展全民健身活动，加强城市交通设施建设，完善城乡社区体育锻炼环境和设施的建设，提高交通活动和休闲活动的可及性，如城市增加非机动车道，开放公园、体育场等公共设施，促进居民参加有益身体健康的活动。

通过各种途径加强健康教育，利用社会团体、学校、企业等方面的优势，开展有针对性的健康教育活动，提高个体的健康知识水平和控制危险因素的技能，从而减少肥胖、心脑血管疾病、糖尿病等慢性病的发病风险。

随着我国经济的迅速发展，居民生活水平有了较大幅度的提高，尤其是农村地区和西部地区。逐渐富裕起来的居民行为生活方式发生了较大变化，吸烟、过量饮酒、不健康饮食和身体活动减少等慢性病危险因素在我国居民中广泛存在，导致肥胖居民猛增，糖尿病、高血压、血脂异常等慢性病迅速增长。因此，通过加强慢性病综合防控示范区建设、全民健康生活方式行动计划等活动，强化各部门在慢性病防控中的作用，尤其针对农村地区、西部地区，要制订切实可行的措施，才能达到较好的预防控制效果。

3．依托新医改，加强基本公共卫生服务，开展健康体检和筛查，推广慢性病自我管理

开展对高危人群的健康体检，对恶性肿瘤、脑卒中等严重影响居民健康的重点慢性病开展早期筛查，完善 35 岁及以上居民首诊测血压制度，及早发现慢性病患者，提高知晓率，从而可早期治疗。

不断加强基本公共卫生服务，加大对慢性病高危人群的预防措施和投入，制订切实可行的措施，加强高危人群和慢性病患者的规范化管理；加强血压、血糖监测；推广关于重点慢性病的成本低廉、效果良好、可负担的基本药物和技术，使慢性病高危人群和患者得到及早、有效治疗，并预防并发症的发生。

4．加强科学研究与国际合作，不断完善慢性病预防控制策略和措施

利用中国慢性病及其危险因素监测的结果，加强与国内外科研机构和国际组织的合作，不断拓宽慢性病防控的研究领域，针对各种慢性病危险因素展开专题调查，深入探讨慢性病发病因素，制订有效的慢性病防控策略和措施，并评估效果。

参考文献

1. Geneau R, Stuckler D, Stachenko S, et al. Raising the priority of preventing chronic diseases: a political process. Lancet , 2010 (376): 1689–1698.
2. Mortality and burden of disease estimates for WHO Member States in 2004. World Health Organization. Geneva, 2009.
3. Alwan A, Maclean DR, Riley LM, et al. Monitoring and surveillance of chronic non-communicable diseases: progress and capacity in high-burden countries. Lancet, 2010 (376): 1861–1868.
4. 中华人民共和国卫生部 . 全国第三次死因回顾调查报告 [M]. 北京：中国协和医科大学出版社，2008.
5. 中国疾病预防控制中心 . 全国疾病监测系统死因监测数据集 (2008) [M]. 北京：人民卫生出版社，2010.
6. 2008–2013 Action Plan for the Global Strategy for the Prevention and Control of Noncommunicable Diseases. Geneva: WHO Press. 2008.
7. Beaglehole R, Bonita R, Horton R, et al. Priority actions for the non-communicable disease crisis. Lancet. 2011 (377): 1438–1447.
8. 中国疾病预防控制中心慢性非传染性疾病预防控制中心 . 中国慢性病及其危险因素监测报告 2004 [M]. 北京：中国协和医科大学出版社，2009.
9. 中国疾病预防控制中心慢性非传染性疾病预防控制中心 . 中国慢性病及其危险因素监测报告 2007 [M]. 北京：人民卫生出版社，2010.
10. 预防和控制非传染病行动计划。http: //www.who.int/mediacentre/events/ 2008/ wha61/ issues_paper2/zh/
11. Wenying Yang, Juming Lu, Jianping Weng, et al. Prevalence of Diabetes among Men and Women in China.The New England Journal of Medicine, 2010 (24): 1090–1101.
12. 国家统计局发布的 2010 年全国人口数 .
13. World Health Organization, WHO report on the global tobacco epidemic, 2009. http: //www.who.int/tobacco/mpower.
14. 潭壮生 . 吸烟和饮酒现状及其危害和对策 [J]. 中国全科医学，2006, 8 (13): 1082–1084.
15. 杨功焕，胡鞍钢 . 控烟与中国未来 [M]. 北京：经济日报出版社，2011.
16. 马冠生，杜松明，郝利楠，等 . 中国成年居民过量饮酒现况的分析 [J]. 营养学报 , 2009, 31(3): 213–218.
17. 王陇德 . 中国居民营养与健康状况调查报告之一 2002 综合报告 [M]. 北京：人民卫生出版社 , 2005.
18. 中国营养学会 . 中国居民膳食指南 [M]. 西藏：西藏人民出版社 , 2008.
19. Wolf-Maier K, Cooper RS, Banegas JR, et al, Hypertension prevalence and blood pressure levels in 6 European countries, Canada, and the United States. JAMA, 2003, 289, 2363–2369.
20. Scholze J, Alegria E, Ferri C, et al. Epidemiological and economic burden of metabolic syndrome and its consequences in patients with hypertension in Germany, Spain and Italy; a prevalence-based model, [BMC Public Health] 2010 Sep 02; Vol. 10,pp. 529. Date of Electronic Publication: 2010 Sep 02.
21. Yoon SS, Ostchega Y, Louis T. Recent Trends in the Prevalence of High Blood Pressure and its Treatment and Control, 1999–2008. NCHS Data Brief, Number 48, October 2010.
22. McAlister FA, Wilkins K, Joffres M, et al. Changes in the rates of awareness, treatment and control of hypertension in Canada over the past two decades[J]. 2011 Jun 14; 183 (9): 1007–1013.

23. Danaei G, Finucane MM, Lu Y, et al, on behalf of the Global Burden of Metabolic Risk Factors of Chronic Diseases Collaborating Group (Blood Glucose). National, regional, and global trends in fasting plasma glucose and diabetes prevalencesince 1980: systematic analysis of health examination surveys and epidemiological studies with 370 country-years and 2.7 million participants. Lancet 2011, published online June 25. DOI: 10.1016/S0140-6736 (11) 60679-X.

附录 1

中国疾病预防控制中心文件

中疾控社发〔2010〕403 号

中国疾病预防控制中心关于下发《中国慢病监测项目 2010 年总体工作方案》的通知

各省、自治区、直辖市疾病预防控制中心，新疆生产建设兵团疾病预防控制中心：

为掌握我国居民慢性病危险因素及主要慢性病的流行情况和发展趋势，2004 年在全国疾病监测系统的基础上，中国疾病预防控制中心建立了全国慢性病及其危险因素监测系统，制定了相应的监测方案，确定由中国疾控中心慢病中心负责具体实施，每 3 年开展一次全国慢病监测。

2010 年是既定的全国慢病监测年度，慢病监测工作已于 6 月底获批，列入中央财政转移支付地方项目，中央财政安排慢病监测专项经费用于补助各省和监测点开展现场监测工作。根据《卫生部办公厅关于印发 2010 年艾滋病等重大疾病防治项目管理方案的通知》（卫办疾控发〔2010〕149 号）要求，我中心组织制定了《中国慢病监测项目 2010 年总体工作方案》。现印发给你们，请根据本方案，制定本省工作实施方案，并按照要求完成本省的监测工作。

附件：1. 中国慢病监测项目 2010 年总体工作方案

2. 中国慢病监测项目（2010）国家项目专家组名单

3. 中国慢病监测项目（2010）国家项目工作组名单

中国疾病预防控制中心

二○一○年九月二十日

抄：卫生部疾病预防控制局，各省、自治区、直辖市卫生厅（局），新疆生产建设兵团卫生局

中国疾病预防控制中心办公室　　2010 年 9 月 20 日印发

校对人：石文惠

附录 2

中国慢病监测项目 2010 年总体工作方案

一、背景

随着我国社会经济的发展和人们生活方式的改变，以心脑血管疾病、恶性肿瘤、慢性阻塞性肺部疾病、糖尿病等疾病为主的慢性非传染性疾病（以下简称“慢病”）已成为我国居民健康和经济社会发展所面临的严重挑战。慢病监测在我国起步较晚，全面动态反映人群慢病患病和危险因素流行趋势及影响因素的数据十分缺乏。为此，开展慢病监测，建立国家慢病数据库，动态地掌握我国慢病危险因素、主要慢病流行现状和变化趋势，科学制订和评价慢病预防控制策略和措施已经成为当务之急。

中共中央国务院《关于深化医药卫生体制改革的意见》中要求，“应完善重大疾病防控体系和突发公共卫生事件应急机制，加强对严重威胁人民健康的传染病、慢性病、地方病、职业病和出生缺陷等疾病的监测与预防控制。”世界卫生组织一直把慢病及其危险因素监测作为发展中国家慢病预防控制的优先领域。

中国疾控中心慢病中心已于 2004、2007 年开展了两次慢病危险因素监测工作，为开展慢病监测奠定了工作基础。2010 年卫生部和财政部将慢病监测纳入中央财政转移支付地方项目，为按时保质完成任务，根据《卫生部办公厅关于印发 2010 年艾滋病等重大疾病防治项目管理方案的通知》（卫办疾控发 [2010]149 号）要求，特制定本方案。

二、目标

（一）总目标

掌握我国居民慢病危险因素、主要慢病患病的流行状况和变化趋势，为确定疾病预防控制优先领域、制订慢病预防控制策略和措施提供科学依据；为评价国家卫生及相关政策和慢病防控项目的效果提供信息。通过慢病监测，提高各级疾病预防控制机构慢病防控专业技术人员的能力。

（二）具体目标

1．掌握我国城乡、东中西部地区、不同人群慢病的主要危险因素（包括吸烟、饮酒、不合理膳食和身体活动不足等）的分布特点和变化趋势。

2. 掌握我国城乡东中西部地区不同人群的体重、腰围、血压、血糖、血脂等指标的平均水平及变化趋势。
3. 掌握我国城乡、东中西部地区不同人群超重、血压升高、糖耐量减低、血脂异常及代谢综合征的流行率及变化趋势。
4. 掌握我国城乡、东中西部地区不同人群肥胖、高血压和糖尿病的患病率及变化趋势。
5. 了解我国城乡、东中西部地区不同人群脑卒中、心梗事件、慢性阻塞性肺部疾病的患病情况及流行趋势。
6. 为制订慢病预防控制策略和措施提供基础数据，为评估卫生和相关政策及慢病防控项目的效果提供科学依据。

三、调查范围

（一）监测点的确定

2010 年中国慢病监测工作在全国疾病监测系统的 161 个监测县（区）和新疆生产建设兵团农二师（以下简称监测点）开展。

（二）调查对象及确定方法

1. 调查对象

本次监测的调查对象为监测点地区 18 岁及以上在该地区居住 6 个月以上的居民。

2. 调查对象的确定方法

按照多阶段分层整群抽样的方法，在每个监测点随机抽取 4 个乡镇（街道、团），每个乡镇（街道、团）随机抽取 3 个村（居委会、连），每个村（居委会、连）随机抽取 50 户，每户随机抽取 1 名 18 岁及以上居民进行调查，全国计划调查人数为 97 200 人，各监测点调查户置换率应在 10% 以下。抽样方法见附表 2-1。

附表 2-1　2010 年中国慢病监测调查对象的抽样过程

抽样阶段	样本分配	抽样方法
第一阶段	随机抽取4个乡镇（街道、团）	与人口规模成比例的整群抽样（PPS）
第二阶段	随机抽取3个行政村（居委会、连）	与人口规模成比例的整群抽样（PPS）
第三阶段	随机抽取1个村民/居民小组（至少50户）	整群随机抽样
第四阶段	每个家庭随机抽取1人	KISH表法

四、调查内容与方法

本次调查包括询问调查、身体测量和实验室检测三部分内容。

（一）询问调查

询问调查包括家庭问卷和个人问卷。问卷由经过统一培训的调查员以面对面询问的方式进行调查，不可由调查对象自填。

1．家庭问卷

由调查员入户进行，并在个人问卷调查之前完成。所有抽取的调查户均要进行家庭问卷调查。家庭成员基本信息、家庭经济状况、家庭饮食等内容应由最熟悉家庭情况的人回答。

50 岁及以上人群的健康相关问题，由家庭中所有 50 岁及以上成员自己回答，如果回答困难，则由最熟悉其情况的家庭成员代答。

2．个人问卷

包括吸烟、饮酒、饮食、身体活动状况，以及体重、血压、血糖、血脂等主要健康问题。

（二）身体测量

身体测量内容包括身高、体重、腰围和血压测量。

身高测量采用长度为 2.0 米、精确度为 0.1 厘米的身高计；体重测量采用最大称量为 150 千克、精确度为 0.1 千克的体重计；腰围测量采用长度为 1.5 米、宽度为 1 厘米、精确度为 0.1 厘米的腰围尺；血压测量使用电子血压计。

（三）实验室检测

本次监测采集所有调查对象空腹静脉血、指尖血和口服 75 g 葡萄糖后 2 小时静脉血（有糖尿病病史者不服糖）。检测指标包括血糖、血脂、胰岛素、糖化血红蛋白等。其中血糖由监测点通过考核合格的实验室进行检测，其他血液样品在调查现场进行离心和分离，并按要求保存，由监测点在 1 个月内送至国家项目检测中心（上海交通大学医学院附属瑞金医院 / 上海市内分泌代谢病研究所）。

五、现场调查

（一）调查前准备

1．现场宣传和动员

各省和监测点根据当地实际情况，采取多种形式开展宣传动员工作，向居民介绍中国慢病监测的意义和目的。依靠当地政府和基层组织的领导和支持，掌握情况，做好预约，争取调查对象的理解、支持和配合。

2. 抽样准备

各监测点应按照要求做好抽样前期准备工作，收集辖区内所有的乡镇/街道的名称、常住人口数、家庭户数的信息并按统一表格填写，于2010年8月6日前上报省级疾控中心。省级疾控中心汇总后上报中国疾控中心慢病中心（以下简称国家项目工作组），国家项目工作组根据监测抽样方案的要求，随机抽取4个乡镇/街道/团，每个乡镇/街道/团抽取3个行政村/居委会/连，并将抽取的行政村/居委会/连名单反馈给省级疾控中心和监测点。

监测点根据抽样结果将抽取的行政村/居委会下所有自然村/村民小组/居民小组的名单上报给省级疾控中心，由省级疾控中心将村/居委会以50户为单位划分为若干个群，随机抽取1个群，并反馈给监测点。

监测点将抽中的群中所有家庭名单（不包括集体户名单）上报给省级疾控中心，省级疾控中心于监测点现场调查开始一周前，将抽样结果反馈给各监测点并上报给国家项目工作组。

3. 人员培训

国家项目工作组对省级和监测点骨干进行培训；各省按照国家项目培训方案并结合实际进行二级培训，所有参加监测工作的人员均须经过培训并考核合格后方可参加调查。

4. 调查场所

本次监测采取集中调查的方式，调查场所应包括登记区、问卷调查区、身体测量区和采血及血样处理区。

5. 调查问卷及相关资料

国家项目工作组负责统一编写、印制并下发《中国慢病监测（2010）家庭问卷》、《中国慢病监测（2010）个人问卷》《中国慢病监测（2010）工作手册》、《中国慢病监测（2010）实验室工作手册》和《中国慢病监测（2010）数据录入与管理手册》。其余资料由各省自行印制。

6. 编码条

为保证所有调查对象信息的可识别性，国家项目工作组确定统一编码原则，并对监测点、乡镇/街道、行政村/居委会、家庭和调查对象进行统一编码。编码条由各省或监测点自行印制。

（二）现场实施

1. 任务与流程

每个监测点应完成600份家庭问卷，600份个人问卷、身体测量和血样采集，完成全部调查内容的调查对象比例应在 95% 以上。

现场实施分三步进行：第一步，预约或入户调查家庭主要成员，填写家庭问卷，抽取符合条件的调查对象，并预约调查对象参加集中现场调查。第二步，集中现场调查，首先登记、核对调查对象是否为抽样对象，确认后签署知情同意书；然后采集空腹血样；口服葡萄糖水后开始进行身体测量和（或）询问调查，再采集服糖后 2 小时血样；回收调查问卷和体检表，审核无误后结束现场调查。第三步，在当地完成空腹及服糖后 2 小时血糖的检测，其余血液样品按规定送至国家项目检测中心，对审核后的问卷进行双录入并按要求上报。

在现场实施期间，各省和监测点应及时总结并解决存在的问题，并定期将工作进展上报国家项目工作组。

2．现场调查人员安排

监测点应按照现场调查任务配足各环节需要的工作人员，具体应包括协调管理、登记、采血、血样处理、身体测量和询问调查。各监测点可根据本地区人员、时间计划进度等进行调整。

3．结果反馈

现场调查结束后 2 周内，以调查村 / 居委会为单位，将身体测量和血糖检测结果以报告的方式反馈给调查对象。国家项目检测中心在收到血样 3 个月内将血脂、胰岛素和糖化血红蛋白检测结果反馈给各省，各省将结果反馈给本省各监测点。各监测点收到结果后应在 2 周内反馈给调查对象。

六、数据录入及管理

（一）数据录入

各监测点的数据录入采用国家项目工作组统一编制、下发的录入程序。数据录入工作应与现场调查工作同步进行，各监测点每周应由专人录入上一周完成的调查问卷。血糖检测结果应在血糖检测完成 1 周内录入。每完成录入一个乡镇的数据，监测点应将本县区完成录入的所有数据一并上报省级疾控中心。

省级疾控中心应定期检查各监测点录入的数据质量，发现问题及时反馈。各省每两周应向国家项目工作组上报完成审核的数据库。

（二）数据备份

各监测点每天应对录入的数据进行备份，防止意外丢失。各省应至少每周对收集的数据进行一次备份。

（三）数据反馈

各省数据上报后，国家项目工作组将以监测点为单位进行数据清理，最后对全国数据进行汇总以备分析，并将清理后的数据库反馈给各省，各省将数据反馈给各监测点。

七、质量控制

为保证数据的可靠性，应从以下几个环节做好质量控制工作。

（一）现场调查前期的质量控制

包括监测技术方案的修订、调查问卷修订、物资准备、人员培训、抽样等环节的质控措施和质控指标。

（二）现场调查的质量控制

包括现场调查组织管理、询问调查、身体测量、血样采集和保存及运输、实验室检测等环节的质控措施和质控指标。

（三）现场调查结束后的质量控制

包括调查表保存、数据审核、数据录入、数据清理和分析等环节的质控措施和质控指标。

国家项目工作组将对各省和监测点的调查数据进行验收。

八、项目组织实施

（一）组织形式及工作任务

卫生部疾控局负责慢病监测工作的总体领导和协调，定期组织检查、督导和评估。国家项目工作组负责制订技术方案、调查问卷和培训教材；负责编制数据录入软件，汇总全国调查资料，分析、清理监测数据等；负责对现场调查提供技术指导和进行质量控制；负责省级和县（区）级监测骨干人员的培训。

各省（自治区、直辖市）和新疆生产建设兵团的慢病监测工作由各省（自治区、直辖市）卫生厅（局）领导。省级疾控中心成立省级现场调查工作组，根据国家慢病监测技术方案制订本省慢病监测实施方案，并负责组织实施本辖区内的慢病监测工作；省、地（市）级疾控中心负责技术指导、质量控制、督导和二级培训；省级疾控中心组织本省监测地区数据录入和问卷保存，并及时上报国家项目工作组。

县（区）级卫生局负责协调、管理本县（区）监测工作；县（区）级疾控中心在省、地市级疾控中心的指导下，具体组织实施本县（区）监测现场工作。

（二）技术保障

国家项目工作组负责对慢病监测工作方案（包括抽样方案、现场实施方案和质控方案等）以及调查问卷进行修订与论证，开展现场预试验，保证监测方案整体的科学性和可操作性；省、地（市）级疾控中心对辖区内监测点项目的实施进行技术指导。

为保证工作的顺利实施，设立“中国慢病监测项目（2010）国家项目专家组”，负责技术咨询工作。

（三）经费与物资

中央财政安排慢性病监测专项经费用于支持各省和监测点开展现场工作。

国家项目工作组提供血压计、腰围尺、调查问卷、工作手册等监测工具及全部采血管、贮血管等耗材，并负责血脂、糖化血红蛋白及胰岛素的检测等工作。

（四）项目督导与评估

卫生部制定督导评估方案并组织检查，对项目的管理、资金运转、实施情况、质量控制及效果进行督导和评估；根据卫生部规定，国家、省（自治区、直辖市）、县三级成立项目领导小组，定期组织检查，对项目实施情况进行督导和评估，发现问题及时协调解决，保证此项工作顺利如期的完成。

国家项目工作组将对每个省第一个启动现场调查工作的监测点进行技术指导和质量控制，本省其他监测点应派人到现场观摩。国家项目工作组对其余监测点的现场工作进行随机抽查和督导。省级工作组应对本省所有监测点的现场工作进行督导和质量控制。

九、工作时间和进度安排

2010 年 2 ~ 7 月	方案制订及预调查
2010 年 8 ~ 9 月	人员培训
2010 年 8 ~ 12 月	现场调查、数据录入、验收及数据清理
2011 年 1 ~ 6 月	数据汇总、分析及报告撰写

十、中国慢病监测项目 2010 年监测点名单

序号	监测点代码	监测点全称
1	110101	北京市东城区（原）
2	110112	北京市通州区
3	120106	天津市红桥区
4	120225	天津市蓟县
5	130205	河北省唐山市开平区
6	130227	河北省迁西县
7	130302	河北省秦皇岛市海港区
8	130427	河北省磁县
9	130481	河北省武安市
10	130702	河北省张家口市桥东区
11	130721	河北省宣化县
12	130826	河北省丰宁满族自治县
13	140107	山西省太原市杏花岭区
14	140321	山西省平定县
15	140427	山西省壶关县
16	140602	山西省朔州市朔城区
17	140826	山西省绛县
18	141124	山西省临县
19	150103	内蒙古自治区呼和浩特市回民区
20	150423	内蒙古自治区巴林右旗
21	150523	内蒙古自治区开鲁县
22	150802	内蒙古自治区巴彦淖尔市临河区
23	152524	内蒙古自治区苏尼特右旗
24	210113	辽宁省沈阳市沈北新区
25	210204	辽宁省大连市沙河口区
26	210311	辽宁省鞍山市千山区
27	210682	辽宁省凤城市
28	210921	辽宁省阜新蒙古族自治县
29	211021	辽宁省辽阳县
30	220102	吉林省长春市南关区
31	220183	吉林省德惠市
32	220211	吉林省吉林市丰满区

续表

序号	监测点代码	监测点全称
33	220582	吉林省集安市
34	222405	吉林省龙井市
35	230103	黑龙江省哈尔滨市南岗区
36	230208	黑龙江省齐齐哈尔市梅里斯达斡尔族区
37	230223	黑龙江省依安县
38	230305	黑龙江省鸡西市梨树区
39	230523	黑龙江省宝清县
40	230606	黑龙江省大庆市大同区
41	230826	黑龙江省桦川县
42	310103	上海市卢湾区
43	310117	上海市松江区
44	320111	江苏省南京市浦口区
45	320303	江苏省徐州市云龙区
46	320506	江苏省苏州市吴中区
47	320582	江苏省张家港市
48	320831	江苏省金湖县
49	320921	江苏省响水县
50	330103	浙江省杭州市下城区
51	330283	浙江省奉化市
52	330483	浙江省桐乡市
53	330523	浙江省安吉县
54	330702	浙江省金华市婺城区
55	331123	浙江省遂昌县
56	340504	安徽省马鞍山市雨山区
57	340803	安徽省安庆市大观区
58	341181	安徽省天长市
59	341402	安徽省巢湖市居巢区
60	341622	安徽省蒙城县
61	341823	安徽省泾县
62	350402	福建省三明市梅列区
63	350521	福建省惠安县
64	350783	福建省建瓯市
65	350822	福建省永定县

续表

序号	监测点代码	监测点全称
66	350902	福建省宁德市蕉城区
67	360102	江西省南昌市东湖区
68	360423	江西省武宁县
69	360702	江西省赣州市章贡区
70	360727	江西省龙南县
71	360923	江西省上高县
72	370203	山东省青岛市市北区
73	370206	山东省青岛市李沧区
74	370323	山东省沂源县
75	370403	山东省枣庄市薛城区
76	370602	山东省烟台市芝罘区
77	370684	山东省蓬莱市
78	370785	山东省高密市
79	371202	山东省莱芜市莱城区
80	371327	山东省莒南县
81	410102	河南省郑州市中原区
82	410306	河南省洛阳市吉利区
83	410323	河南省新安县
84	410526	河南省滑县
85	410782	河南省辉县市
86	411328	河南省唐河县
87	411422	河南省睢县
88	411502	河南省信阳市浉河区
89	420102	湖北省武汉市江岸区
90	420202	湖北省黄石市黄石港区
91	420503	湖北省宜昌市伍家岗区
92	420625	湖北省谷城县
93	420923	湖北省云梦县
94	429006	湖北省天门市
95	430103	湖南省长沙市天心区
96	430181	湖南省浏阳市
97	430626	湖南省平江县
98	430702	湖南省常德市武陵区

续表

序号	监测点代码	监测点全称
99	431003	湖南省郴州市苏仙区
100	431281	湖南省洪江市
101	433123	湖南省凤凰县
102	440104	广东省广州市越秀区
103	440282	广东省南雄市
104	441284	广东省四会市
105	441424	广东省五华县
106	441502	广东省汕尾市城区
107	445302	广东省云浮市云城区
108	450126	广西壮族自治区宾阳县
109	450205	广西壮族自治区柳州市柳北区
110	450302	广西壮族自治区桂林市秀峰区
111	450521	广西壮族自治区合浦县
112	452628	广西壮族自治区凌云县
113	452723	广西壮族自治区罗城仫佬族自治县
114	460102	海南省海口市美兰区
115	460325	海南省定安县
116	500101	重庆市万州区
117	500225	重庆市大足县
118	510105	四川省成都市青羊区
119	510182	四川省彭州市
120	510411	四川省攀枝花市仁和区
121	511025	四川省资中县
122	511325	四川省西充县
123	511823	四川省汉源县
124	513321	四川省康定县
125	513434	四川省越西县
126	520302	贵州省遵义市红花岗区
127	520328	贵州省湄潭县
128	522223	贵州省玉屏侗族自治县
129	522623	贵州省施秉县
130	522726	贵州省独山县
131	530402	云南省玉溪市红塔区

续表

序号	监测点代码	监测点全称
132	530423	云南省通海县
133	532627	云南省广南县
134	532823	云南省勐腊县
135	532923	云南省祥云县
136	533325	云南省兰坪白族普米族自治县
137	540102	西藏自治区拉萨市城关区
138	540127	西藏自治区墨竹工卡县
139	542221	西藏自治区米林县
140	542323	西藏自治区乃东县
141	542623	西藏自治区江孜县
142	610202	陕西省铜川市王益区
143	610326	陕西省眉县
144	610582	陕西省华阴市
145	610629	陕西省洛川县
146	610921	陕西省汉阴县
147	620423	甘肃省景泰县
148	620503	甘肃省天水市麦积区
149	622103	甘肃省敦煌市
150	622201	甘肃省张掖市甘州区
151	623021	甘肃省临潭县
152	630103	青海省西宁市城中区
153	632121	青海省平安县
154	632221	青海省门源回族自治县
155	640104	宁夏回族自治区银川市兴庆区
156	640501	宁夏回族自治区中卫市沙坡头区
157	650102	新疆维吾尔自治区乌鲁木齐市天山区
158	652925	新疆维吾尔自治区新和县
159	653125	新疆维吾尔自治区莎车县
160	653221	新疆维吾尔自治区和田县
161	654025	新疆维吾尔自治区新源县
162	666666	新疆生产建设兵团

附录 3

中国慢病监测项目（2010）国家项目专家组名单

组　长

杨功焕　中国疾病预防控制中心

陈育德　北京大学医学部

副组长（以姓氏拼音为序）

李光伟　中日友好医院

李可基　北京大学医学部

赵　冬　首都医科大学附属安贞医院

成　员（以姓氏拼音为序）

陈　彪　首都医科大学宣武医院

陈春明　中国疾病预防控制中心

陈家伦　上海市内分泌代谢病研究所

陈君石　中国疾病预防控制中心营养与食品安全所

李　辉　北京协和医学院基础学院

刘力生　中国高血压联盟

母义明　中国人民解放军总医院

潘长玉　中国人民解放军总医院

彭丹涛　卫生部北京医院

施小明　中国疾病预防控制中心

王文志　北京市神经外科研究所

王拥军　首都医科大学附属北京天坛医院

乌正赉　北京协和医学院基础学院

附录 4

中国慢病监测项目（2010）国家项目工作组名单

组　长

赵文华　中国疾病预防控制中心慢性非传染性疾病预防控制中心

宁　光　上海交通大学医学院附属瑞金医院 / 上海市内分泌代谢病研究所

副组长（以姓氏拼音为序）

毕宇芳　上海交通大学医学院附属瑞金医院 / 上海市内分泌代谢病研究所

赖建强　中国疾病预防控制中心慢性非传染性疾病预防控制中心

姜　勇　中国疾病预防控制中心慢性非传染性疾病预防控制中心

王丽敏　中国疾病预防控制中心慢性非传染性疾病预防控制中心

成　员（以姓氏拼音为序）

戴　蒙（实验室质控组组长）

上海交通大学医学院附属瑞金医院 / 上海市内分泌代谢病研究所

胡　楠（抽样和数据录入组组长）

中国疾病预防控制中心慢性非传染性疾病预防控制中心

黄正京（现场督导与质控组组长）

中国疾病预防控制中心慢性非传染性疾病预防控制中心

李剑虹（实验室工作组组长）

中国疾病预防控制中心慢性非传染性疾病预防控制中心

李晓燕（身体测量组组长）

中国疾病预防控制中心慢性非传染性疾病预防控制中心

李镒冲（询问调查组组长）

中国疾病预防控制中心慢性非传染性疾病预防控制中心

王志会（老年健康组组长）

中国疾病预防控制中心慢性非传染性疾病预防控制中心

王卓群（综合协调组组长）

中国疾病预防控制中心慢性非传染性疾病预防控制中心

徐　瑜（实验室工作组组长）
　　上海交通大学医学院附属瑞金医院 / 上海市内分泌代谢病研究所
殷　鹏（询问调查组组长）
　　中国疾病预防控制中心慢性非传染性疾病预防控制中心
张　梅（现场督导与质控组组长）
　　中国疾病预防控制中心慢性非传染性疾病预防控制中心
周文中（实验室检测组组长）
　　上海交通大学医学院附属瑞金医院 / 上海市内分泌代谢病研究所
白雅敏　中国疾病预防控制中心慢性非传染性疾病预防控制中心
蔡小宁　中国疾病预防控制中心慢性非传染性疾病预防控制中心
曹国平　上海交通大学医学院附属瑞金医院 / 上海市内分泌代谢病研究所
陈晓荣　中国疾病预防控制中心慢性非传染性疾病预防控制中心
董文兰　中国疾病预防控制中心慢性非传染性疾病预防控制中心
段蕾蕾　中国疾病预防控制中心慢性非传染性疾病预防控制中心
冯雅靖　中国疾病预防控制中心慢性非传染性疾病预防控制中心
何　源　宁夏回族自治区疾病预防控制中心
黄　韵　上海交通大学医学院附属瑞金医院 / 上海市内分泌代谢病研究所
李　勉　上海交通大学医学院附属瑞金医院 / 上海市内分泌代谢病研究所
李溥仁　青海省疾病预防控制中心
米生权　中国疾病预防控制中心慢性非传染性疾病预防控制中心
石小倩　中国疾病预防控制中心慢性非传染性疾病预防控制中心
王宝华　中国疾病预防控制中心慢性非传染性疾病预防控制中心
王春晓　中国疾病预防控制中心慢性非传染性疾病预防控制中心
王天歌　上海交通大学医学院附属瑞金医院 / 上海市内分泌代谢病研究所
王文绢　中国疾病预防控制中心慢性非传染性疾病预防控制中心
王伊龙　首都医科大学附属北京天坛医院
吴洪熙　上海交通大学医学院附属瑞金医院 / 上海市内分泌代谢病研究所
邢　丹　上海交通大学医学院附属瑞金医院 / 上海市内分泌代谢病研究所
杨　静　中国疾病预防控制中心慢性非传染性疾病预防控制中心
赵性泉　首都医科大学附属北京天坛医院
郑　陶　中国疾病预防控制中心慢性非传染性疾病预防控制中心

附录 5

2010 年全国 18 岁及以上常住人口数

年龄段	人口数
18～24岁*	164 738 029
25～29岁	95 738 051
30～34岁	89 803 690
35～39岁	117 358 720
40～44岁	119 653 491
45～49岁	97 326 938
50～54岁	90 791 727
55～59岁	84 863 289
60～64岁	56 087 768
65～69岁	39 978 692
70～74岁	31 541 098
75～79岁	21 949 950
80～84岁	11 346 823
85岁及以上	3 351 590

注：本数据基于国家统计局推算的2010年我国常住人口数。由于统计局人口数为5岁年龄组人口数，因此18～24岁人口数用15～19岁人口数（106 099 618）的2/5与20～24岁人口数之和进行估计

附录 6

有无糖尿病：______

贴个人编码条处

根据中华人民共和国《统计法》第三章第十五条规定，“属于私人、家庭的单项调查资料，非经本人同意，不得外泄”。

中央财政转移支付地方项目

中国慢病监测（2010）

个人问卷

调查对象姓名：______	电话：______
监测点名称（县/区）：______	监测点代码：□□□□□□
乡镇/街道名称：______	乡镇/街道编号：□
村/居委会名称：______	村/居委会编号：□
	家庭编码：□□
调查员签名：______ 日期：□□□□年□□月□□日	监测点质控员签名：______ 日期：□□□□年□□月□□日
省级质控员签名：______ 日期：□□□□年□□月□□日	

中国疾病预防控制中心

慢性非传染性疾病预防控制中心

二〇一〇年八月

贴采血编码条处

CNCDS2010–IQ

调查开始时间（24小时制）：□□时□□分

第一部分 基本信息		
A1	您的出生日期 **调查员注意：哪项记不清则在相应项内填“–9”**	□□□□年 □□月□□日
A2	性别	1. 男 2. 女
A3	您的民族	1. 汉族 2. 壮族 3. 满族 4. 回族 5. 苗族 6. 维吾尔族 7. 彝族 8. 土家族 9. 蒙古族 10. 朝鲜族 11. 藏族 88. 其他民族
A4	您的文化程度	1. 未接受正规学校教育 2. 小学未毕业 3. 小学毕业 4. 初中毕业 5. 高中/中专/技校 6. 大专毕业 7. 本科毕业 8. 研究生及以上
A5	您目前的婚姻状况	1. 未婚 2. 已婚 3. 同居 4. 丧偶 5. 离婚 6. 分居 88. 其他
A6	您的职业	1. 农林牧渔水利业生产人员 2. 生产、运输设备操作人员及有关人员 3. 商业、服务业人员 4. 国家机关、党群组织、企业、事业单位负责人 5. 办事人员和有关人员 6. 专业技术人员 7. 军人 8. 其他劳动者 9. 在校学生 10. 未就业 11. 家务 12. 离退休人员
A7	您目前参加了哪种医疗保险？ **（可多选）** **调查员注意：须读出答案**	1. 城镇职工基本医疗保险 2. 公费医疗 3. 城镇居民医疗保险 4. 新型农村合作医疗 5. 商业医疗保险 6. 其他 7. 没参加 99. 不清楚

第二部分　吸烟情况

现在吸烟情况

B1	您现在吸烟吗？每天吸，不是每天吸，还是不吸？	1. 是的，每天吸 2. 是的，但不是每天吸 ………→ 3. 不吸 ……………………………→	 B3 B14
B2	您是从什么时候开始每天吸烟的？ **调查员注意：“记不清”填“-9”**	□□周岁	

B3 下列烟草，您通常吸多少？
调查员注意：记不清填“-9”，没有吸靠右填“0”。

类型		吸烟量（**只填其中1项**） **根据调查对象吸烟情况选择填写**“支/天”**或**“支/周”	
a	机制卷烟	a1 □□支/天	a2 □□支/周
b	手卷烟	b1 □□支/天	b2 □□支/周
c	旱烟/烟斗	c1 □□斗/天	c2 □□斗/周
d	雪茄	d1 □□支/天	d2 □□支/周
e	其他，请说明 ________	e1 □□.□两/天	e2 □□.□两/周

戒烟行为

B4	过去您是否戒过烟？（这里的戒烟指认真考虑过要戒烟并有所行动）	1. 是 2. 否………………………………→	 B7
B5	在过去12个月内，您尝试过戒烟吗？	1. 是 2. 否………………………………→	 B7
B6	在过去12个月内，您是否曾使用过尼古丁替代治疗或其他西药尝试戒烟？	1. 是 2. 否	
B7	下面哪个选项符合您关于戒烟的想法？	1. 准备在1个月内戒烟 2. 考虑在12个月内戒烟 3. 会戒烟，但不会在12个月内 4. 不想戒烟 99. 不知道	
B8	在过去的12个月内，您是否看过病？	1. 是 2. 否………………………………→	 B10

续表

第二部分　吸烟情况			
B9	您看病时，医护人员是否建议您戒烟？	1. 是 2. 否	
B10	在过去30天内，您是否看到过烟盒上的健康警示？	1. 是 2. 否……………………→	B12
B11	在过去30天内，看到烟盒上的健康警示，是否让您考虑过戒烟？	1. 是 2. 否 99. 不知道	
B12	您最近一次给自己买烟（机制卷烟）时，一共买了多少？ **调查员注意：只填一项。**	a. □□支 b. □□盒 c. □□条 d. 从未买过卷烟……………→	B19
B13	那次买烟您一共花了多少钱？ **调查员注意：如果不知道，填"–9"。**	□□□.□元 ……………………→	B19
B14	您<u>过去</u>是否吸烟？	1. 是，每天吸 2. 是，但不是每天吸 3. 不吸……………………→ 99. 不知道…………………→	 B19 B19
B15	您停止吸烟多长时间了？（调查员：仅包括调查对象完全戒烟的情况，还在偶尔吸烟的情况不包括在内。注意只能填写一项）	a. □□□年 b. □□□月 c. □□□周 d. □□□日	
	调查员注意：如果 B15<1年（<12个月）……………→ **否则 ……………………………→**		B16 B19
B16	在过去的12个月内，您是否看过病？	1. 是 2. 否 ……………………→	B18
B17	您看病时，医护人员是否建议您戒烟？	1. 是 2. 否	
B18	在过去12个月内，您是否曾使用过尼古丁替代治疗或其他西药尝试戒烟？	1. 是 2. 否	
被动吸烟			
B19	<u>通常情况下，您每周接触二手烟的天数是？</u>	1. 有，为□天 2. 几乎没有 ……………………→	B21

续表

第二部分 吸烟情况		
B20	如果是，累计超过 15分钟有几天？	1. 有，为□天 2. 无
B21	下面**哪个选项**准确地说明了您工作地点关于**室内吸烟**的规定？ **调查员注意：须读出每个答案**	1. 任何地方都允许吸烟 2. 仅在部分室内区域允许吸烟 3. 所有室内区域都不允许吸烟 4. 只在室外工作 5. 工作地点在家里 /不工作 99. 不知道

B22.在过去 30天内，您是否去过下列地方？假若是，那儿是否有人在室内吸烟？
调查员注意：若过去 30天内未到过该地，则跳过“是否有人在室内吸烟”问题。

地点		a. 是否到过？ 1. 是，2. 否	b. 是否有人在室内吸烟？ 1. 是，2. 否
a.	政府大楼或政府办公室 **调查员注意：专指公务员办公的地方**	□	□
b.	医疗机构	□	□
c.	中小学校 **调查员注意：包括室内外的整个区域**	□	□
d.	餐厅	□	□
e.	任何公共交通工具	□	□

烟草广告

B23. 在过去的 30天内，您是否在下列媒体或场所看到过吸烟危害或者鼓励人们戒烟的**信息**？
调查员注意：应先询问调查对象在过去 30天内是否接触过这些媒体或到过这些场所，若没有则应直接填“7”，若有则继续询问是否看见过吸烟危害或者鼓励人们戒烟的信息。

媒体或场所		1. 是 2. 否 7. 不适用
a.	报纸或杂志	□
b.	电视	□
c.	广播	□
d.	广告牌	□
e.	海报或者宣传印刷品	□
f.	公共场所墙体广告	□
g.	电影院	□
h.	互联网	□

续表

第二部分　吸烟情况		
i.	公共交通工具或站点	□
j.	其他地方，具体说明：________________ **调查员注意：没有到过其他地方填“7”，到过并看见相关信息填“1”。**	□
B24．在过去30天内，您是否在下面这些媒体或场所看到过**推销烟草制品的广告或标志**？ **调查员注意：应先询问调查对象在过去30天内是否接触过这些媒体或到过这些场所，若没有则应直接填“7”，若有则继续询问是否看见过推销烟草制品的广告或标志。**		
媒体或场所		1．是 2．否 7．不适用
a.	销售卷烟的商店	□
b.	报纸或杂志	□
c.	电视	□
d.	广播	□
e.	广告牌	□
f.	海报或者宣传印刷品	□
g.	公共场所墙体广告	□
h.	电影院	□
i.	互联网	□
j.	公共交通工具或站点	□
k.	其他地方，具体说明：____________ **调查员注意：没有到过其他地方填“7”，到过并看见相关信息填“1”。**	□

第三部分　饮酒情况			
C1	过去12个月内，您喝过酒吗？	1．喝过，在过去30天内 2．喝过，在30天前 3．没喝过……………………………→	D1
C2	过去12个月内，您饮酒的频率如何？ **（须读出选项）**	1．每天 2．5～6天/周 3．3～4天/周 4．1～2天/周 5．1～3天/月 6．少于1天/月	
请回答:过去 12个月内，下列酒类您通常的饮用频率，通常一天喝多少？ **调查员注意：记不清，在小数点前靠右填“-9”，没有饮用则不填饮用频率和饮酒量。**			

续表

第三部分　饮酒情况						
C3		a. 是否饮用 1. 是，2. 否	b. 饮用频率（**只填其中 1项**） b. 1天/周	b. 2天/月	b. 3天/12月	过去12个月中饮酒的日子里，通常一天的饮用量
	a. 白酒（≥42度）	□	□	□□	□□□	□□.□两
	b. 白酒（＜42度）	□	□	□□	□□□	□□.□两
	c. 啤酒（520 ml/瓶）	□	□	□□	□□□	□□.□瓶
	d. 黄酒	□	□	□□	□□□	□□.□两
	e. 米酒	□	□	□□	□□□	□□.□两
	f. 葡萄酒	□	□	□□	□□□	□□.□两
	g. 青稞酒	□	□	□□	□□□	□□.□两
C4	**a.对男性：**过去12个月内，您一次喝酒超过2.5两高度白酒，或3.5两低度白酒，或3瓶啤酒，或5个易拉罐啤酒，或7.5两黄酒，或1斤半葡萄酒，或3斤青稞酒的频率如何?	1. 每天或几乎每天（≥5天/周） 2. 1～4天/周 3. 1～3天/月 4. 低于1天/月 5. 从未				
	b.对女性：过去12个月内，您一次喝酒超过2两高度白酒，或3两低度白酒，或2.5瓶啤酒，或 4个易拉罐啤酒，或6两黄酒，或1斤2两葡萄酒，或2.5斤青稞酒的频率如何?	1. 每天或几乎每天（≥5天/周） 2. 1～4天/周 3. 1～3天/月 4. 低于1天/月 5. 从未				
C5	过去12个月内，您喝醉的频率如何? **调查员注意：须读出答案供调查对象选择**	1. 每天或几乎每天（≥5天/周） 2. 1～4天/周 3. 1～3天/月 4. 低于1天/月 5. 从未				

第四部分　饮食情况				
D1	过去12个月内，您通常一天吃几顿饭?	□顿		
		就餐地点 a. 家	b. 食堂	c. 餐馆
D2	过去12个月内，您通常一周在不同就餐地点吃早餐的天数?	□天	□天	□天
D3	过去12个月内，您通常一周在不同就餐地点吃午餐的天数?	□天	□天	□天
D4	过去12个月内，您通常一周在不同就餐地点吃晚餐的天数?	□天	□天	□天

续表

第四部分 饮食情况							
请回忆在过去12个月内通常情况下，您是否吃过下列食物，并估计各类食物的食用频率和食用量。							
		a. 是否饮用 1. 是，2. 否	b. 饮用频率（**只填其中 1 项**）				平均每次食用量
			b1 次数/天	b2 次数/周	b3 次数/月	b4 次数/年	
D5	米、面、杂粮等粮谷类食物（按生重记录）	□	□	□	□	□□	□□.□两
D6	薯类（土豆/芋头/红薯）	□	□	□	□	□□	□□.□两
D7	猪肉（按生重记录）	□	□	□	□	□□	□□.□两
D8	牛、羊等畜肉（按生重记录）	□	□	□	□	□□	□□.□两
D9	鸡鸭鹅等禽肉	□	□	□	□	□□	□□.□两
D10	水产品（鱼虾类，按生重计）	□	□	□	□	□□	□□.□两
D11	新鲜蔬菜	□	□	□	□	□□	□□.□两
D12	新鲜水果	□	□	□	□	□□	□□.□两
D13	鲜榨蔬果汁（250 ml/杯）	□	□	□	□	□□	□□.□杯
D14	蛋类（以鸡蛋计）	□	□	□	□	□□	□□.□个
D15	奶制品（以鲜奶计）	□	□	□	□	□□	□□.□两
D16	豆制品（以豆腐计）	□	□	□	□	□□	□□.□两
D17	油炸食品（油条、油饼等）	□	□	□	□	□□	□□.□两
D18	果蔬汁/果味饮料（250 ml/杯）	□	□	□	□	□□	□□.□杯
D19	碳酸饮料（250 ml/杯）	□	□	□	□	□□	□□.□杯
D20	糕点	□	□	□	□	□□	□□.□两
D21	咸菜	□	□	□	□	□□	不用“填写”
D22	泡菜	□	□	□	□	□□	
D23	腐乳	□	□	□	□	□□	
D24	茶	□	□	□	□	□□	
D25	咖啡	□	□	□	□	□□	
D26	动物内脏	□	□	□	□	□□	
D27	营养素补充剂（如维生素、矿物质等）	□	□	□	□	□□	

续表

第四部分　饮食情况			
D28	您觉得多吃盐会影响健康吗?	1. 会 2. 不会 ················➔ 99. 不清楚··············➔	 D30 D30
D29	您觉得多吃盐会加重或引起下列哪些疾病? **（可多选）**	1. 高血压　　5. 都无关 2. 糖尿病　　88. 其他 3. 白内障　　99. 不清楚 4. 关节炎	
D30	如果您知道多吃盐有害健康的话，您愿意少吃盐么?	1. 愿意 2. 不愿意 3. 无所谓 99. 不清楚	
D31	您目前正在减少盐的摄入吗?	1. 是 2. 否·························➔	 D33
D32	如果是，您具体采取了哪些措施? **（可多选）**	1. 减少外出吃饭 2. 烹调食物时少放盐 3. 少吃含盐高的食物，如腌制食品、豆腐乳、咸鸭蛋、大酱、黄酱等 4. 在餐桌上吃饭时不再额外加任何盐 5. 使用限盐工具，如控盐勺	
D33	您每日摄入盐主要来源于哪些食物? **（可多选）**	1. 烹调用盐，如食用盐、酱油、豆瓣酱等 2. 腌制类食品，如咸菜、泡菜等 3. 加工类食品，如香肠、罐装食品等 4. 快餐食品，如方便面等 5. 零食，如薯条等 88. 其他	

第五部分　身体活动			
下列问题是目前通常一周您进行的各类身体活动（包括干农活、工作、家务、与交通相关的身体活动、休闲性锻炼或运动等）的情况。请回答：			
工作、农业及家务性身体活动			
E1	在您的工作、农活及家务活动中，有没有高强度活动，并且活动时间持续10分钟以上?（高强度活动是指如搬运重物、挖掘等需要付出较大体力，或引起呼吸、心跳显著增加的活动） **调查员注意：可出示身体活动分类表。**	1. 不清楚 有 2. 没有 ················➔	 E4
E2	在您的工作、农活及家务活动中，通常一周内有多少天会进行上述高强度活动?	□天	

续表

第五部分　身体活动			
E3	在您的工作、农活及家务活动中，通常一天内累计有多长时间进行上述高强度活动？ **调查员注意：每次活动时间若少于10分钟，则不计算在内。**	□□小时□□分钟	
E4	在您的工作、农活及家务活动中，有没有中等强度活动,并且活动时间持续1分钟以上？（中等强度活动是指如锯木头、洗衣服、打扫卫生等需要付出中等体力，或引起呼吸、心跳轻度增加的活动） **调查员注意：可出示身体活动分类表。**	1. 有 2. 没有……………………→	E7
E5	在您的工作、农活及家务活动中，通常一周内有多少天会进行上述中等强度活动？	□天	
E6	在您的工作、农活及家务活动中，通常一天内累计有多长时间进行上述中等强度活动？ **调查员注意：每次活动时间若少于10分钟，则不计算在内。**	□□小时□□分钟	
交通性身体活动			
以下问题不包括上述已提及的农业性身体活动和工作及家务性身体活动。			
E7	您在外出时，有没有步行或骑自行车持续至少10分钟的情况？	1. 有 2. 没有……………………→	E10
E8	通常一周内，您有多少天外出时步行或骑自行车持续至少10分钟？	□天	
E9	通常一天内，您步行或骑自行车多长时间？	□□小时□□分钟	
休闲性身体活动			
以下问题不包括上述已提及的农业性、工作、家务和交通性的身体活动。			
E10	您是否进行持续至少10分钟，引起呼吸、心跳显著增加的高强度活动吗？如长跑、游泳、踢足球等。 **调查员注意：可出示身体活动分类表。**	1. 有 2. 没有……………………→	E13
E11	通常一周内，您有多少天进行上述高强度的运动或休闲活动？	□天	
E12	通常一天内，您累计有多长时间进行上述高强度的运动或休闲活动？	□□小时□□分钟	
E13	您是否进行持续至少10分钟，引起呼吸、心跳轻度增加的中等强度运动和休闲活动吗？如快步走、打太极拳等。 **调查员注意：可出示身体活动分类表。**	1. 有 2. 没有……………………→	E16

续表

第五部分　身体活动		
E14	通常一周内，您有多少天进行上述中等强度的运动或休闲活动?	□天
E15	通常一天内，您累计有多长时间进行上述中等强度的运动或休闲活动? **调查员注意：每次活动时间若少于10分钟，则不计算在内。**	□□小时□□分钟
总静态行为		
E16	通常一天内，您累计有多少时间坐着、靠着或躺着?（包括坐着工作、学习、阅读、看电视、用电脑、休息等所有静态行为的时间，但不包括睡觉时间）	□□小时□□分钟
业余时间静态行为		
E17a	您在业余时间里，平均每天看电视的时间为多少?	□□小时□□分钟
E17b	您在业余时间里，平均每天使用电脑的时间为多少?	□□小时□□分钟
E17c	您在业余时间里，平均每天用于阅读（纸质书籍）的时间为多少?	□□小时□□分钟
E17d	您在业余时间里，平均每天用于玩电子游戏的时间为多少（不包括电脑游戏）?	□□小时□□分钟
上网行为		
E18a	您平均每天用于上网的时间为多少（用电脑、上网本、手机等工具上网）?	1. □□小时□□分钟 2. 从不上网 ………→ E19
E18b	您上网花费时间多是为了哪一项?	1. 工作需要 2. 获取信息（非工作需要） 3. 聊天（即时通讯工具） 4. 网络社区、论坛讨论 5. 网络游戏 6. 观看视频节目（以休闲娱乐为目的），听音乐 7. 购物 88. 其他
睡眠行为		
E19	通常一天内，您睡觉累计有多少时间?	□□小时□□分钟

第六部分 体重、血压、血糖、血脂等信息

F1 体重及其控制			
F1a	您最近一次测量体重的时间是?	1. 从未量过 2. 7天内 3. 1个月内 4. 3个月内 5. 6个月内 6. 12个月以内 7. 12个月以前 99. 记不清	
F1b	您知道什么是体重指数(BMI)吗?	1. 知道 2. 不知道	
F1c	过去12个月内,您是否采取过措施控制体重?	1. 采取了措施来减轻体重 2. 采取了措施来保持体重 3. 采取了措施来增加体重 ···········➔ 4. 未采取任何措施 ···········➔	 F2a F2a
F1d	您控制或减轻体重的方法有哪些?**(可多选)**	1. 控制饮食 2. 锻炼 3. 药物 88. 其他	
F2 血压及其控制			
F2a	您的父母是否患过高血压?	1. 是 2. 否 99. 不清楚	
F2b	您最近一次测量血压的时间?	1. 7天内 2. 1个月内 3. 6个月内 4. 12个月内 5. 12个月以前 6. 从来没测过血压 ···········➔ 99. 记不清	 F3a
F2c	您有没有被医生诊断过高血压?	1. 有 2. 没有 ···········➔	 F2h
F2d	您有没有采取措施来控制血压?	1. 有 2. 没有 ···········➔	 F2g
F2e	您采取了什么措施来控制血压?**(可多选)**	1. 按医嘱服药 2. 有症状时服药 3. 控制饮食 4. 运动 5. 血压监测 88. 其他	
F2f	最近2周,您是否服用了降压药?	1. 是 2. 否	

续表

第六部分　体重、血压、血糖、血脂等信息			
F2g	在过去的一年内，基层卫生服务机构的医生给您提供血压测量的次数（不包括生病时检查）	□□次 **调查员注意：记不清填“-9”**	
F2h	过去一年内，您去医院就医时第一位接诊医生是否给您测量过血压？	1. 是 2. 否 3. 有时有 4. 没去过医院 99. 记不清	
F3 血糖及其控制			
F3a	您的父母是否患过糖尿病？	1. 是 2. 否 99. 不清楚	
F3b	您最近一次测量血糖距离现在有多长时间？	1. 6个月内 2. 12个月内 3. 12个月前 4. 从来没测过血糖 ·······················➔ 99. 记不清	F4a
F3c	您有没有被医生诊断患有糖尿病？ **调查员注意：不包括妊娠期糖尿病。**	1. 有 2. 没有 ·······················➔	F4a
F3d	您有没有采取措施控制血糖？	1. 有 2. 没有 ·······················➔	F3f
F3e	您采取了什么措施来控制血糖？ **（可多选）**	1. 口服药 2. 胰岛素注射 3. 控制饮食 4. 运动 5. 血糖监测 88. 其他	
F3f	在过去的一年内，基层卫生服务机构给您提供的血糖随访次数？	□□次 **调查员注意：记不清填“-9”**	
F4 血脂及其控制			
F4a	您有没有被医生诊断为血脂异常？	1. 有 2. 没有 ·······················➔	F5a
F4b	您有没有采取措施控制血脂？	1. 有 2. 没有 ·······················➔	F5a
F4c	您采取了什么措施来控制血脂？ **（可多选）**	1. 按医嘱服药 2. 控制饮食 3. 运动 4. 血脂监测 88. 其他	
F5 脑血管事件			
F5a	在过去的12个月内，您是否发生过心肌梗死？	1. 是 2. 否	

续表

第六部分　体重、血压、血糖、血脂等信息		
F5b	在过去的12个月内，您是否发生过脑卒中?	1. 是 2. 否
F6 其他慢性病		
F6a	您是否患有慢性阻塞性肺部疾病（如慢性支气管炎、肺气肿）?	1. 是 2. 否
F6b	您是否患有哮喘?	1. 是 2. 否
F6c	恶性肿瘤（包括全身恶性肿瘤和颅脑良性肿瘤）?	1. 是 2. 否
F7 呼吸系统状况（仅限40岁及以上调查对象） 若＜40岁→		G1
F7a1	过去12个月内，早晨您醒来后是否经常咳嗽?	1. 是 2. 否
F7a2	过去12个月内，您是否经常白天或晚上咳嗽?	1. 是 2. 否
若上述F7a1、F7a2两个问题任一个回答为“是”则继续，均回答为“否”则跳至F7b1		
F7a3	您这样咳嗽是否每年会持续3个月或更长时间?	1. 是 2. 否
F7b1	过去12个月内，您早晨醒来是否有咳痰?	1. 是 2. 否
F7b2	过去12个月内，您是否经常白天或晚上有咳痰?	1. 是 2. 否
若上述F7b1、F7b2两个问题任一个回答为“是”则继续，均回答为“否”则跳至F7c		
F7b3	您这样咳痰是否会每年持续3个月或更长时间?	1. 是 2. 否
F7c	您有没有做过肺功能检查?	1. 是 2. 否 99. 不清楚

第七部分　健康状况		
G1 总体健康状况		
G1a	您认为您的健康状况如何?	1. 非常好 2. 好 3. 一般 4. 差 5. 非常差

续表

第七部分　健康状况			
G1b	在过去30天内，由于疾病造成您健康状况不好的天数为?	□□天 -9.　记不清	
G1c	在过去30天内，由于伤害造成您健康状况不好的天数为?	□□天 -9.　记不清	
G1d	在过去30天内，由于紧张、压抑或情绪问题造成您健康状况不好的天数为?	□□天 -9.　记不清	
G2 健康体检			
G2a	您最近一次进行健康体检距现在多长时间了？（不包括看病时的体检） **调查员注意：月和年只填其中一项。**	1.　□□月 2.　□□年 3.　从未体检过 ┈┈┈➔	 G3
G2b	您健康体检的原因?	1.　单位免费提供 2.　社区免费提供 3.　自我保健 88. 其他	
G3 女性宫颈癌和乳腺癌筛查（仅限女性） 若为男性 ┈┈┈➔			G4a
G3a	您有没有做过宫颈涂片检查?	1.　有 2.　没有 ┈┈┈➔ 99. 不清楚 ┈┈┈➔	 G3c G3c
G3b	如果做过，最近一次检查是在什么时候? **调查员注意：不到1年填“00”。**	□□年前	
G3c	您有没有做过乳腺检查?	1.　有 2.　没有 ┈┈┈➔ 99. 不清楚 ┈┈┈➔	 G4a G4a
G3d	如果做过，那最近一次检查是在什么时候? **调查员注意：不到1年填“00”。**	□□年前	
G4 心理健康状况			
下面的问题关于您的亲身感受、情绪或者经历，请您尽可能如实回答。所有信息我们都会保密。			
G4a	最近2周内，您是否觉得做什么事情都没有兴趣，没有意思?	1.　没有 2.　有几天，但不多 3.　超过一周 4.　几乎每天都是 99. 不清楚 97. 拒绝回答	

续表

第七部分 健康状况		
G4b	最近2周内，您是否觉得心情低落、沮丧，或者没有希望？	1. 没有 2. 有几天，但不多 3. 超过一周 4. 几乎每天都是 99. 不清楚 97. 拒绝回答
G4c	最近2周内，您是否睡不着觉、睡不踏实，或者睡得太多？	1. 没有 2. 有几天，但不多 3. 超过一周 4. 几乎每天都是 99. 不清楚 97. 拒绝回答
G4d	最近2周内，您是否觉得疲惫、没劲？	1. 没有 2. 有几天，但不多 3. 超过一周 4. 几乎每天都是 99. 不清楚 97. 拒绝回答
G4e	最近2周内，您是否没有胃口，或者吃得太多？	1. 没有 2. 有几天，但不多 3. 超过一周 4. 几乎每天都是 99. 不清楚 97. 拒绝回答
G4f	最近2周内，您是否对自己不满，或者觉得自己是个失败者，或者让您或您的家人感到失望？	1. 没有 2. 有几天，但不多 3. 超过一周 4. 几乎每天都是 99. 不清楚 97. 拒绝回答
G4g	最近2周内，您是否觉得无法专心做事，比如读书、看报或者看电视？	1. 没有 2. 有几天，但不多 3. 超过一周 4. 几乎每天都是 99. 不清楚 97. 拒绝回答
G4h	最近2周内，您是否觉得，自己的行动或反应变得迟缓，以致引起别人的注意；或者相反，出现坐立不安、心情烦躁，比平时更易到处走动？	1. 没有 2. 有几天，但不多 3. 超过一周 4. 几乎每天都是 99. 不清楚 97. 拒绝回答

续表

第七部分　健康状况			
G4i	最近2周内，您是否有过轻生的念头，或者伤害自己的想法？	1. 没有 2. 有几天，但不多 3. 超过一周 4. 几乎每天都是 99. 不清楚 97. 拒绝回答	
如果 G4a–G4i均填“没有”则→			G4k
G4j	如果您有上面所问及的问题（G4a–G4i），它们对您平时的工作、家庭生活、与人相处有没有影响？	1. 没有影响 2. 有些影响 3. 很有影响 4. 极大影响 99. 不清楚 97. 拒绝回答	
G4k	过去12个月内，您和家人（如父母、配偶、子女）之间的关系如何？	1. 非常好 2. 好 3. 一般 4. 差 5. 非常差 6. 独居，无家人 97. 拒绝回答	
G4l	过去12个月内，您是否遇到对自己打击比较大的事情？	1. 有 2. 没有 97. 拒绝回答	
G4m	过去12个月内，总的来说，您对自己的生活是否满意？	1. 很满意 2. 满意 3. 一般 4. 不满意 5. 很不满意 97. 拒绝回答	

第八部分　短暂性脑缺血发作相关信息			
H1	您听说过“短暂性脑缺血发作/TIA/一过性脑缺血发作”吗？	1. 听说过 2. 没听说过→	H6
H2	“短暂性脑缺血发作”的英文缩写为“TIA”，也称为“一过性脑缺血发作”。请问您知道“短暂性脑缺血发作”与中风的关系吗？	1. TIA就是中风（如脑梗塞/脑血栓/脑梗死/脑梗） 2. TIA是中风的征兆 3. TIA跟中风没关系 88. 其他 99. 不知道→	H6

续表

第八部分　短暂性脑缺血发作相关信息

H3	您从哪里获得“短暂性脑缺血发作/TIA”的信息？ **（可多选）**	1. 曾因为短暂性脑缺血发作或中风（脑血栓 /脑溢血/脑出血）看病时获得 2. 曾因为其他疾病看病时获得 3. 非看病中获得，而是从医疗行业的相关专业人员处获得 4. 从电视、广播、报纸、网络等媒体中获得 5. 从家人、朋友等处获得 6. 调查对象即医疗卫生专业人员 88. 其他：________________ 99. 记不清	
H4	“短暂性脑缺血发作/TIA”有哪些症状？ **（可多选）**	1. 突然出现一侧上、下肢的麻木、无力，一侧脸麻木，嘴角歪斜 2. 突然出现单眼或双眼眼前发黑，视物不清或不能；双眼相同一侧的视野发黑、消失 3. 突然的说话障碍（发音和语调障碍，找词困难等）或者听话障碍（听力正常的情况下，难以理解别人说的话，不能正确回答别人提出的问题，答非所问） 4. 突然出现的平衡障碍（可表现为感觉自身或外物的旋转、以及走路不稳、摇晃） 88. 其他：________________ 99. 不清楚	
H5	您本人是否曾被医生诊断过“短暂性脑缺血发作/TIA”？	1. 诊断过 ·····························→ 2. 未诊断过 99. 不清楚	H9

<table>
<tr><td rowspan="5">H6</td><td colspan="6">您曾经出现过以下各种症状吗，这些症状持续了多长时间？
调查员注意：向被询问者列举以下各项，并在下表中记录患者的答案。</td></tr>
<tr><td rowspan="2">症状</td><td rowspan="2">是否有症状？
1. 是
2. 否
-9. 记不清</td><td colspan="4">症状持续时间
（只填一项，在适当的选项上填“1”）</td></tr>
<tr><td>≤10分钟</td><td>10分钟至1小时</td><td>≥1小时</td><td>不清楚</td></tr>
<tr><td>a. 突然出现一侧上、下肢的麻木、无力，一侧脸麻木，嘴角歪斜</td><td></td><td></td><td></td><td></td><td></td></tr>
<tr><td>b. 突然出现单眼或双眼发黑，视物不清或不能；双眼相同一侧的视野发黑、消失</td><td></td><td></td><td></td><td></td><td></td></tr>
</table>

续表

第八部分　短暂性脑缺血发作相关信息						
	症状	是否有症状？ 1. 是 2. 否 -9. 记不清	症状持续时间 （只填一项，在适当的选项上填“1”） ≤10分钟	10分钟至1小时	≥1小时	不清楚
H6	c. 突然的说话障碍（说话少、费力，发音和语调障碍，找词困难等）或者听话障碍（听力正常的情况下，难以理解别人说的话，不能正确回答别人提出的问题，答非所问）					
	d. 突然出现的平衡障碍（可表现为感觉自身或外物的旋转、倾倒、坠落、摇晃不稳感）					
	若以上症状都选择“2. 否”或“-9. 不清楚” ……………………→				**问卷第九部分**	
H7	当上述症状出现时，您是否看过医生呢？	1. 看过 2. 没看过………………→ 99. 记不清……………→			问卷第九部分 问卷第九部分	
H8	当时您的医生给您的诊断是什么呢？ **调查员注意：向被询问者列举以下各项**	1. 脑供血不足 2. 颈椎病 3. 偏头痛 4. 没有诊断 88. 其他：________ 99. 不清楚			→问卷第九部分	
H9	您在“短暂性脑缺血发作/TIA”发作时，出现下列哪些症状？ **调查员注意：向被询问者列举以下各项，并在下表中记录患者的答案。**					
	症状	是否有症状？ 1. 是 2. 否 -9. 记不清	症状持续时间 （只填一项，在适当的选项上填“1”） ≤10分钟	10分钟至1小时	≥1小时	不清楚
	a. 突然出现一侧上、下肢的麻木、无力，一侧脸麻木，嘴角歪斜					
	b. 突然出现单眼或双眼发黑，视物不清或不能；双眼相同一侧的视野发黑、消失					

续表

第八部分　短暂性脑缺血发作相关信息						
	症状	是否有症状？ 1. 是 2. 否 -9. 记不清	症状持续时间 （只填一项，在适当的选项上填“1”）			
			≤10分钟	10分钟至1小时	≥1小时	不清楚
H9	c. 突然的说话障碍（说话少、费力，发音和语调障碍，找词困难等）或者听话障碍（听力正常的情况下，难以理解别人说的话，不能正确回答别人提出的问题，答非所问）					
	d. 突然出现的平衡障碍（可表现为感觉自身或外物的旋转、倾倒、坠落、摇晃不稳感）					
	e. 其他症状1（具体是什么症状，不需读出，请记录）________					
	f. 其他症状2（具体是什么症状，不需读出，请记录）________					
	g. 其他症状3（具体是什么症状，不需读出，请记录）________					
H10	请回忆您最近一次“短暂性脑缺血发作/TIA”，症状出现后多长时间去看医生呢？				1. 24小时之内 2. 25～48小时 3. 2到7天 4. 超过7天 5. 未就医 ········➔ 99. 不清楚	H12
H11	请回忆您最近一次“短暂性脑缺血发作/TIA”，医生给您开的处方或医嘱中有以下项目吗？**（可多选）** **调查员注意：向被询问者列举以下各项。**	1. 阿司匹林 2. 波立维（氯吡格雷/泰嘉） 3. 潘生丁或双嘧达莫 4. 华法林/华法令 5. 中药、中成药 6. 没有开任何药物处方 7. 颈动脉外科手术/颈动脉支架 88. 其他处理（请记录）________ 99. 不知道				

续表

第八部分　短暂性脑缺血发作相关信息			
H12	发生“短暂性脑缺血发作/TIA”后的首诊医生为哪类医生呢？ **调查员注意：向被询问者列举以下各项，并记录患者的答案。**	1. 农村社区医生（镇、乡、村行政区公立医疗卫生服务机构医生，包括乡镇卫生院、门诊部、诊所、医务室、村卫生室等） 2. 城市社区医生（县级以上行政区公立医疗卫生服务机构医生，包括社区卫生服务中心/站、门诊部、诊所、医务室等） 3. 中医医生 4. 私人诊所医生（拥有营业执照的私立医疗机构医生） 5. 神经内科医生 ……………→ 6. 急诊医生 ……………→ 7. 普通门诊医生 ……………→ 99. 不知道 ……………→	 H14 H14 H14 第九部分
H13	首诊的社区卫生服务站的社区医生是否让您到二级以上医院找专科医生进一步诊治呢？	1. 是 2. 否 99. 不知道	
H14	如果您的首诊医生建议您到专科医生处复诊，那么是何种专科医生呢？	1. 神经内科医生 2. 心脏内科医生 3. 眼科医生 4. 其他医生（请记录）____________ 99. 不清楚	

第九部分　口腔卫生		
I1	您上一次看牙距现在多长时间？	1. 不到1年 2. 1～2年 3. 3～4年 4. 5年及以上 5. 从没看过牙 99. 记不清
I2	您上一次洗牙距现在多长时间？	1. 不到1年 2. 1～2年 3. 3～4年 4. 5年及以上 5. 从没洗过 99. 记不清
I3	您有几颗真牙因为蛀牙或牙周疾病而被拔掉？调查员注意：没有填“00”	□□颗
I4	此问题50岁以上居民回答 您还有几颗真牙？调查员注意：不清楚填“-9”	□□颗

续表

第九部分　口腔卫生			
I5	您刷牙的频率是？	1. 大于2次/天 2. 2次/天 3. 1次/天 4. 不足1次/天 5. 不刷牙 ·······················→	I7
I6	您现在使用含氟牙膏吗？	1. 使用 2. 不使用 3. 不清楚	
I7	在过去的12个月内，您有过牙龈（牙床）出血吗？	1. 经常有 2. 有时有 3. 没有 ·······················→	J1
I8	当您牙龈（牙床）出血时，您通常会怎么办？**（可多选）**	1. 注意刷牙 2. 清水漱口 3. 用盐水或药物漱口水漱口 4. 服用药物 5. 请牙科医生治疗 6. 其他方法 7. 没关系，我不理会	

第十部分　伤害及其危险因素			
道路交通伤害			
J1	过去30天内，在您驾驶或者乘坐摩托车时是否佩戴头盔？	1. 经常 2. 有时 3. 很少 4. 没有 5. 过去30天内没驾驶/没坐过摩托车	
J2	过去30天内，您是否乘坐过机动车？	1. 是 2. 否·······················→	J4
J3	过去30天内，您乘坐机动车前排时，是否有人提醒您佩戴安全带？	1. 是 2. 否 3. 没有在前排坐过 4. 乘坐的机动车没有安全带	
J4	过去30天内，您是否驾驶过机动车？	1. 是 2. 否 ·······················→	J9
J5	过去30天内，您在驾驶的时候有没有佩戴安全带？	1. 经常 2. 有时 3. 很少 4. 没有	

续表

第十部分　伤害及其危险因素								
J6	过去30天内，您是否至少有过一次酒后驾驶的经历？	1. 是 2. 否 97. 拒绝回答						
J7	过去30天内，您是否至少有过一次连续驾驶4小时以上，中途没有休息的经历？	1. 是 2. 否 97. 拒绝回答						
J8	您有机动车驾驶证吗？	1. 是 2. 否 97. 拒绝回答						
以下问题涉及您在过去12个月内经历的伤害事件。 （凡具有下列三种情况中任何一项，即认为是伤害事件：①到医疗单位诊治，诊断为某一类伤害；②因伤由他人做紧急处理；③因伤休息半天以上）								
J9	过去12个月内，您有没有经历过伤害事件，比如交通事故、跌倒、动物咬伤、刀伤、烫伤等？ **调查员注意：列举问题J10中的伤害原因。**	1. 有 2. 没有 ······→ 99. 不清楚 ······→ 97. 拒绝回答 ······→						 结束 结束 结束
调查员注意：每一次伤害均须记录		各次伤害发生情况						
		①	②	③	④	⑤	⑥	
J10	伤害的原因？ 1. 道路交通伤害 2. 跌落/坠落 3. 钝器伤 4. 火器伤 5. 刀/锐器伤 6. 烧、烫伤 7. 窒息/悬吊 8. 溺水 9. 中毒 10. 动物伤 11. 性侵犯 88. 其他，请说明________ 99. 不清楚	 1 2 3 4 5 6 7 8 9 10 11 88 99	 1 2 3 4 5 6 7 8 9 10 11 88 99	 1 2 3 4 5 6 7 8 9 10 11 88 99	 1 2 3 4 5 6 7 8 9 10 11 88 99	 1 2 3 4 5 6 7 8 9 10 11 88 99	 1 2 3 4 5 6 7 8 9 10 11 88 99	
J11	是否就医？ **是** 1. 门诊或急诊 2. 住院 **否** 3. 轻微，无需就医 4. 需就医，无法实现 （如因就医地点远、家庭贫困等原因）	 1 2 3 4	 1 2 3 4	 1 2 3 4	 1 2 3 4	 1 2 3 4	 1 2 3 4	

调查结束时间（24小时制）：□□时□□分

附录 7

中央财政转移支付地方项目

中国慢病监测（2010）

身体测量记录表

个人编码：□□□□□□□□□□

身高、体重和腰围询问			
您好，下面我们会问您几个关于身高和体重的问题。			
K1	您知道自己的身高吗？	1. 知道 2. 不知道……………→	K3
K2	若知道，身高为多少？	□□□ · □厘米（cm）	
K3	您知道自己的体重吗？	1. 知道 2. 不知道……………→	K5
K4	若知道，体重为多少？	□□□ · □公斤（kg）	
K5	您知道自己的腰围吗？	1. 知道 2. 不知道……………→	M1
K6	若知道，您的腰围是？	□□□ · □厘米（cm）	
身体测量			
您好，下面我们将测量您的身高、体重、腰围和血压，请您配合。			
M1a	测量员姓名1	______________________	
M1b	测量员姓名 2	______________________	

CNCDS2010-PM

续表

M2	身高 **调查员注意：身高如果超过量程，记录-9。**	□□□·□厘米（cm）	
M3	体重 **调查员注意：体重如果超过量程，记录-9。**	□□□·□公斤（kg）	
腰围			
M4	腰围	□□□·□厘米（cm）	
血压和心率			
M5	测量员姓名	________________	
M6	血压计的编号	□□□□□	
M7a	第1次读数 **调查员注意：测量对象休息15分钟后第 1次测量并记录血压，休息1分钟后第2次测量血压和心率**	收缩压	□□□（mmHg）
M7b		舒张压	□□□（mmHg）
M7c		心率	□□□次/分
M8a	第2次读数 **调查员注意：记录第2次测量结果，待测量对象再休息1分钟后第3次测量血压和心率**	收缩压	□□□（mmHg）
M8b		舒张压	□□□（mmHg）
M8c		心率	□□□次/分
M9a	第3次读数 **记录第3次测量结果**	收缩压	□□□（mmHg）
M9b		舒张压	□□□（mmHg）
M9c		心率	□□□次/分

附录 8

贴家庭编码条处

根据中华人民共和国《统计法》第三章第十五条规定，“属于私人、家庭的单项调查资料，非经本人同意，不得外泄”。

中央财政转移支付地方项目

中国慢病监测（2010）

家庭问卷

家庭问卷调查对象姓名：________________ 电话：____________________	
监测点（县/区）名称：____________________	监测点代码：□□□□□□
乡镇/街道名称：____________________	乡镇/街道编号：□
村/居委会名称：____________________	村/居委会编号：□
是否为置换后家庭户 1. 是 2. 否	家庭编码：□□
调查员签名：____________________ 日期：□□□□年□□月□□日	监测点质控员签名：____________________ 日期：□□□□年□□月□□日
省级质控员签名：____________________ 日期：□□□□年□□月□□日	

中国疾病预防控制中心

慢性非传染性疾病预防控制中心

二〇一〇年八月

贴个人编码条处

CNCDS2010-HQ

家庭登记表

在以下家庭成员登记表中的每一行填写一位符合常住居民条件的家庭成员的信息。按照先男性，后女性，年龄分别从大到小填写。

参考家庭登记表 HH4 年龄，如果年龄大于或等于 18 岁，在 HH5 填写 1，如果年龄不满 18 岁，在 HH5 填写 2。

将 HH5 填写 1 的家庭成员按先男性，后女性，年龄从大到小排序编号，填写在 HH6 中。

姓名（HH1）	与户主的关系代码（HH2）	性别 1=男 2=女（HH3）	年龄（HH4）	年龄是否为 18岁及以上 1=是 2=否（HH5）	家庭成员编号（HH6）

注：与户主的关系代码：1=户主，2=配偶，3=儿子或女儿，4=儿媳或女婿，5=孙子/女或外孙子/女，6=父母，7=公婆/岳父母，8=兄弟或姐妹，9=祖/外祖父母，10=其他亲属，11=无亲属关系（朋友、服务人员、寄宿者、投宿者、其他）

查询分配给该家庭的 KISH 表，选定接受个人调查表调查的家庭成员。

HH7	分配给该家庭的 KISH表 A、B1、B2、C、D、E1、E2、F	□□
HH8	入选的家庭成员编号	□□

家庭饮食和燃料使用情况

家庭饮食状况			
HH9a	您家通常有几人在家吃早餐?	□□人	
HH9b	您家通常有几人在家吃午餐?	□□人	
HH9c	您家通常有几人在家吃晚餐?	□□人	
HH10	您家里通常一个月食用多少植物油? **调查员注意：若不知道或记不清，在小数点前靠右填“-9”，下同。**	□□·□斤	
HH11	您家里通常一个月食用多少动物油?	□□·□斤	
HH12	您家里通常一个月食用多少食盐?	□□·□斤	
HH13	您家里通常一个月食用多少酱油?	□□·□斤	
HH14	您家里通常一个月食用多少糖?	□□·□斤	
HH15	您家里通常一个月食用多少咸菜?	□□·□斤	
HH16	您家里通常一个月食用多少泡菜?	□□·□斤	
HH17	您家里通常一个月食用多少腐乳?	□□·□斤	
HH18	您家里通常一个月食用多少酱（如黄酱、大酱、豆瓣酱等）?	□□·□斤	
HH19a	您家里是否收到过盐勺?	1. 是 2. 否 ……→ 99. 不清楚 ……→	 HH20a HH20a
HH19b	如果是，您是从哪里获取的呢?	1. 居委会/村委会发放 2. 自己购买 3. 亲友赠送 88. 其他	
HH20a	您家里是否收到过控油壶?	1. 是 2. 否 ……→ 99. 不清楚 ……→	 HH21 HH21
HH20b	如果是，您是从哪里获取的呢?	1. 居委会/村委会发放 2. 自己购买 3. 亲友赠送 88. 其他	
HH21	您家里谁主要负责购买食物（填写家庭成员编号）? **调查员注意：若不知道，填“-9”；若负责购买食物者没有家庭成员编号，填“88”。**	□□	

续表

燃料使用状况		
HH22	您家现在做饭用的最主要燃料是?	1. 柴草/炭/木头/动物粪便 2. 煤 3. 煤气/液化气/天然气/沼气 4. 太阳能/电 88. 其他
HH23	您家做饭时是否使用抽油烟机或排风扇?	1. 是 2. 否
HH24	您家做饭的地点是?	1. 起居室(客厅或卧室) 2. 单独的厨房 3. 室外 88. 其他

家庭经济状况

HH25	2009年,您家的总收入是多少? **调查员注意:年收入和月收入只记录其中1项。**	1. □□□,□□□元/月 或 2. □□□,□□□元/年 99. 不知道具体收入额 97. 拒绝回答
HH26	2009年,您家的总支出是多少? **调查员注意:年支出和月支出只记录其中1项。**	1. □□□,□□□元/月 或 2. □□□,□□□元/年 99. 不知道具体支出额 97. 拒绝回答

50岁及以上人群健康问题

以下问题须采访家庭中≥50岁的成员 若没有≥50岁的成员 ……→		家庭问卷结束			
调查员注意:家庭中每一位年龄≥50岁的成员均须采访,若满足该要求的家庭成员超过4人,优先选择年龄较大的4人进行填写。		家庭成员编号			
		□□	□□	□□	□□
HH27	您的文化程度? 1. 未接受正规学校教育 2. 小学未毕业 3. 小学毕业 4. 初中毕业	1 2 3 4	1 2 3 4	1 2 3 4	1 2 3 4

续表

以下问题须采访家庭中≥50岁的成员 若没有≥50岁的成员 ……………………→					家庭问卷结束
调查员注意：家庭中每一位年龄 ≥50岁的成员均须采访，若满足该要求的家庭成员超过4人，优先选择年龄较大的4人进行填写。		家庭成员编号			
		□□	□□	□□	□□
HH27	5. 高中/中专/技校 6. 大专毕业 7. 本科毕业 8. 研究生及以上	5 6 7 8	5 6 7 8	5 6 7 8	5 6 7 8
HH28	您目前的婚姻状况? 1. 未婚 2. 已婚 3. 同居 4. 丧偶 5. 离婚 6. 分居 88. 其他	1 2 3 4 5 6 88	1 2 3 4 5 6 88	1 2 3 4 5 6 88	1 2 3 4 5 6 88
HH29	您的职业? 1. 农林牧渔水利业生产人员 2. 生产、运输设备操作人员及有关人员 3. 商业、服务业人员 4. 国家机关、党群组织、企业、事业单位负责人 5. 办事人员和有关人员 6. 专业技术人员 7. 军人 8. 其他劳动者 9. 在校学生 10. 未就业 11. 家务 12. 离退休人员	1 2 3 4 5 6 7 8 9 10 11 12	1 2 3 4 5 6 7 8 9 10 11 12	1 2 3 4 5 6 7 8 9 10 11 12	1 2 3 4 5 6 7 8 9 10 11 12
HH30	您目前参加了哪种医疗保险?（**可多选**） **调查员注意：须读出答案** 1. 城镇职工基本医疗保险 2. 公费医疗 3. 城镇居民医疗保险 4. 新型农村合作医疗 5. 商业医疗保险 6. 其他 7. 没参加 99. 不清楚	1 2 3 4 5 6 7 99	1 2 3 4 5 6 7 99	1 2 3 4 5 6 7 99	1 2 3 4 5 6 7 99

续表

以下问题须采访家庭中≥50岁的成员 若没有≥50岁的成员 ··········→						家庭问卷结束
调查员注意：家庭中每一位年龄 ≥50岁的成员均须采访，若满足该要求的家庭成员超过4人，优先选择年龄较大的4人进行填写。		家庭成员编号				
		□□	□□	□□	□□	
HH31	过去12个月内，您有睡眠方面的问题吗？（如嗜睡、失眠、易醒、梦游、说梦话、做恶梦等） 1. 经常有 2. 偶尔有 3. 没有	1 2 3	1 2 3	1 2 3	1 2 3	
HH32	您的嗅觉（闻味）是否有变化? 1. 是 2. 否	1 2	1 2	1 2	1 2	
HH33	您有没有便秘方面的问题? 1. 经常有 2. 偶尔有 3. 没有	1 2 3	1 2 3	1 2 3	1 2 3	
HH34	您是否觉得您比同年龄的亲戚、邻居或同事记忆力要差? 1. 是 2. 否	1 2	1 2	1 2	1 2	
HH35	您的家属、邻居或同事是否觉得您的记忆力差? 1. 是 2. 否	1 2	1 2	1 2	1 2	
HH36	您的记忆力是否比一年前下降了许多? 1. 是 2. 否	1 2	1 2	1 2	1 2	
如果上述 HH34–HH36三个问题均回答为“否” ··········→						HH41
HH37	您是否因为记忆力不好，在日常生活起居中需要有人长期照顾? 1. 需要 2. 不需要	1 2	1 2	1 2	1 2	
	若 HH37选择“2不需要”则 ··········→					HH39
HH38	是谁来照顾您的? 1. 家人 2. 雇用保姆 3. 专业护理人员 4. 没人照顾	1 2 3 4	1 2 3 4	1 2 3 4	1 2 3 4	

续表

以下问题须采访家庭中≥50岁的成员 若没有≥50岁的成员 ……→		家庭问卷结束			
调查员注意：家庭中每一位年龄 ≥50岁的成员均须采访，若满足该要求的家庭成员超过4人，优先选择年龄较大的4人进行填写。		家庭成员编号			
		□□	□□	□□	□□
HH39	您是否因为记忆力下降的问题到医院看过病？ 1. 是 2. 否	1 2	1 2	1 2	1 2
HH40	您是否在县/区级以上医院被诊断患有老年痴呆？ 1. 是 2. 否	1 2	1 2	1 2	1 2
HH41	您是否听说过帕金森病或帕金森综合征？ 1. 是 2. 否	1 2	1 2	1 2	1 2
HH42	在过去的几年当中，您是否出现过下面这些症状？（**可多选**） **调查员注意：须读出答案** 1. 双侧的手臂不由自主地颤或抖 2. 双腿、双脚或下巴有颤或抖的现象 3. 身体无法伸直，站立或行走时身体前屈，平衡感差，容易跌倒 4. 运动迟缓，拖着脚走或迈小步 5. 讲话速度缓慢，语调变低 6. 写字越写越小 7. 没有以上任何症状	1 2 3 4 5 6 7	1 2 3 4 5 6 7	1 2 3 4 5 6 7	1 2 3 4 5 6 7
	若HH42选择“7没有以上任何症状”则 ……→				HH50
HH43	症状是什么时候开始出现的？ **调查员注意：只填一项** 1. 哪一年 或 2. 多大年龄时	□□□ □□□	□□□ □□□	□□□ □□□	□□□ □□□
HH44	症状现在是否每天出现？ 1. 是 2. 否 3. 症状已经没了	1 2 3	1 2 3	1 2 3	1 2 3
HH45	症状是否逐渐加重？ 1. 是 2. 否	1 2	1 2	1 2	1 2
HH46	您是否因为上述身体某部位的症状去医院看过病？ 1. 是 2. 否	1 2	1 2	1 2	1 2

续表

以下问题须采访家庭中≥50岁的成员 若没有≥50岁的成员 ······→					家庭问卷结束
调查员注意：家庭中每一位年龄 ≥50岁的成员均须采访，若满足该要求的家庭成员超过4人，优先选择年龄较大的4人进行填写。		家庭成员编号			
		□□	□□	□□	□□
HH47	您是否在县/区级以上医院被诊断过患有帕金森病或帕金森综合征？ 1. 是 2. 否	1 2	1 2	1 2	1 2
HH48	您是否因为上述身体症状造成行动不便，而日常生活起居需要有人长期看护？ 1. 需要 2. 不需要	1 2	1 2	1 2	1 2
	若 HH48选择“2 不需要”则 ······→				HH50
HH49	是谁来照顾您的？ 1. 家人 2. 雇用保姆 3. 专业护理人员 4. 没人照顾	1 2 3 4	1 2 3 4	1 2 3 4	1 2 3 4
HH50	上述老年相关问题是由谁来回答的？ **调查员注意：请写出该回答或代答者的家庭成员编号。**	□□	□□	□□	□□

附录 9

中国慢病监测（2010）项目
各省和监测点工作人员名单

北京市

北京市

杜　红　曾晓芃　董　忠　李　刚　谢　瑾　周　滢　马爱娟　赵艳芳

东城区

王建辉　沈　蔷　邓红月　陈　芃　赵殿杰　杨　莉　王景云　乔　健　袁倩仪
施卫平　李丽媛　邢丽丽　潘京海　杨学军　杨　勇　刘　赫　苏　颖　李　丹
丁素琴　王　峥　张　可　刘英霞　穆敬琴　李　丹　孟　欣　邢维丽　周　波
童　伟　吕　玮　胡　静　刘　尹　陈艳伟　刘叶舟　刘　靓　赵　贺　林　彤
杨　雄　曹建彪　李　征

通州区

宋学军　刘晓峰　王宝兰　杨冬梅　周春宇　张金胜　刘　琼　张玉萍　韩卫民
常　欣　贾卫兰　靳晓晴　王晶晶　曲　欣　杨　纲　魏　讴　李　博　刘玉玲
苏晓曦　周凤梅　郭崇友　武　昌　巩亚楠　王　晴　张兰荣　邹　林　金　岳
赵凤玲　佟　玲　王润萍　迟复平　张　靖　李朝晖　甄博珺　罗宇馨　王凤君
张　冲　周景林　张　扬

天津市

天津市

顾　清　王栩冬　江国虹　宋桂德　张　辉　王德征　张　颖　张　磊

红桥区

哈　群　李　琦　苏春丽　黎　玲　孙丽萍　刘　敬　王　冉　李晓英　穆　莹
孙建平　孙文龙　袁爱红　陈立奇　李　珂　商月娟　马连俊　刘　丽　曹维红
赵　莹　孙丽颖　吴　佳

蓟县

杨　齐　金汇山　潘士彬　王占武　王铜山　姬晓东　吴佐军　方向民　赵志武
王淑艳　王晓莉　刘云河　赵秀伶　张　敏

河北省

河北省

张建新　朱俊卿　张敬一　张　杰　张　帆　唐丽娟

唐山市开平区

张金霞　刘建业　张学文　吴丽媛　肖福胜　孙长志　杨　鸽　郑　杰　王荣玲
常满红　贾　宁　孙　晶　王秀华　董国会　马　宁　杨素凤　任步宇　郭小雪
郗　强　夏淑英　张绍珍　凌素芝　杜振明　于海兵　王凤芹　梁　艳　郝贺业
李志凤　范秀玲　吴翠兰　董志超　马秀芝　梁　晶　马超军　刘澜涛　袁　颖
张　卉　董炳江　张友稳　张永民　刘小硕　曹　伟　于淑凤　陈姗姗　张雅莉
张　健　马　蕊　王翠立　陈瑞先

迁西县

李印国　段小东　刘晓侠　盛振海　王伟光　翟　丽　李志伟　周瑞新　赵艳君
蒋艳蕊　刘晓英　刘春艳　赵　桐　陈晓东　王亚静　薛立华　王春双　张福春
王　雪　刘艳凤　蔡国柱　宁海艳　韦士兰　刘友利　杨建英　韩绍蔚　于德海
孟庆明　王振军　刘树喜　王志新　李宏利　林立源　杨树月

秦皇岛市海港区

管丽敏　毕春梅　刘伟娟　王　涛　敬　然　孙　月　董惠敏　于　芳　赵云鹏
陈　晨　宁　虹　康秀珍　郑　悦　郝春梅　赵星明　王丽蕊　王　芳　刘占民
杨　凤　郝雅军　袁碧星　朱起云　李立英　郑丽华　吴　琼　李凤琴　张　爽
王艳蕾　尤宝玲　苏　枫　王秀丽　徐　达

磁县

高美玲　张建松　韩振宇　李　岩　叶志华　徐玉芹　索凤丽　胡　静　贺九芳
梁建国　刘金海　牛　娟　郭　亮　陈焕银　吝风琴　宋利军　吝智慧　于清水
于雪彤　李丽霞　柴双成　杨秀英　柴春荣　孟庆香　张晓燕　申利芳　孔庆亮
韩俊山　王和平　王德彬　邱志峰　王　勤　胡吉兰　葛振华　陶　辉　李振刚
陶见恩　王坤林　杜红英　袁保银　张保林　付振海

武安县

张军洲　郭秀杰　刘莉芳　李彦芳　卢　昱　韩建朝　武　毅　崔建国　乔　欣
李亚晶　张　伟　王志刚　赵雪恒

张家口市桥东区

刘淑珍　苏　维　劣登峰　杜春玲　李海燕　满富玲　曹丽华　丁玉萍　刘向红
赵瑞晶　李田甜　张　娜　董雅菲　孙丽娟　姜晓红　高桂英　陈云岗　李荣华
高雅丽　杨巨龙　王红梅　李俊琴　杨　静　时艳程　骆　佳　魏德军　闫凯敏
魏小芳　孙默夷　郭　静　张晓娟

宣化县

赵世武　左存锐　张　岩　莫利民　张丽洲　刘玉明　张生春　李兴敏　王智卿
张东华　谷云飞　秦镇江　宋　洁

丰宁满族自治县

宋玉军　李金生　于　赢　安立峰　戚鸿敏　孙常有　崔树学

山西省

山西省

张杰敏　郭支喜　任泽萍　何玉玲　李成莲　边林秀

太原市杏花岭区

朱海萍　兰守醒　张　蕾　陆　伟　王晓玲　伍　红　邓　强　张秀春　刘　超
杜　克　臧志刚　和苏毅　李芝林　张丽红　张　琳　李小丽　朱立华　李兰英
郭晓燕　刘晓萍　范雅茹

平定县

王芝纯　王四元　贾源瑶　张向涛　韩有志　岳庆华　翟美芬　赵瑞林　王俊梅
任丽红　耿雪梅　康　平　赵彦平　王爱珍　张旭芳　吴艳红　郭慧玲　白　丽
白建丽　贾淑贤　于桃生　翟成牛　王虎元　张晓青　岳满宏　王瑞芝　刘贵平
杨　东　张金萍　张贵生　郭宝忠　葛晓勇

壶关县

张学艺　赵立敏　杨书安　张文平　秦丽丽　杨建华　秦锋利　侯宇辉　张艳红
王文风　牛瑞梅　徐凤丽　王利芳　赵其英　王刚则　王德平　李书庆　秦书建
李　娜　杨斌晓

朔州市朔城区

李世敏　刘　国　卢　刚　唐建文　杨　勇　杨　静　王保成　张　谅　胡　俊
柴　银　李文成　董丕义　谷金梅　聂树勋　王万明　武瑞梅　洪兴月

绛县

吴慎海　吉　军　秦新胜　李宝萍　郭　咪　葛清华　吉春梅　许　婷　申　圳
武　京　常晓玲　宋爱姣　张秋媛　巩建军　陈　红　马婷婷　闫晓磊　李姣霞
荆　红　谢林辉

临县

刘荣珍　吴离生　高春雷　王秀明　李永宏　贺从云　李计平　刘　罡　侯三焕
李兰平　高平连　冯丽莉　武炳明　刘芝芳　刘晓英　王春江　李　艳　李全成
李子力　张　勇　刘金玉　李天如　刘福喜　秦旭锋　曹奴明　高永平　王保平
雒全法　段小平　常奋奇　武锋平

内蒙古自治区

内蒙古自治区

王文瑞　杜宝彪　钱永刚　王　砾　惠春霞　杜海宽

呼和浩特市回民区

曹　军　白景月　张　丽　于　洁　覃亚楠　安　宇　白世军　段晓荣　马珂玲

李爱玲 李淑芳 许凤莲 邢明瑞 白会然 刘俊梅 金 炜 梁 莉 王冬霞
王美桃 李 宏 马雪梅 张瑞英 邸荣琴 张利新 丛 珊 马丽洁 兰丽清
吴江喜 潘栓莲 宇文富 杨桂鲜 李 玲 高 艳 王瑞玲 包秀芳 杨建军
关 瑞 张 岚

巴林右旗

吴树良 张树文 李志远 那 仁 尹书玲 杨淑梅 王伟新 白国华
王 迪 哈斯巴根 翟宗凯 陈北光 郭志伟 朱广梅 姜小云 布仁托亚
阿布日古 郭智梅 王晓燕 赵淑华 邵立民 向春花 韩 喜 布 仁

开鲁县

王国华 靳树华 池金芳 王国清 刘文志 王 刚 韩志彬 满海涛 杨树林
巴益林 聂 兴 于守军 赵庆春 周来祥 李子强 宋冰梅 伦伟娟 寇亚丽
祁青春 李凤荣 韩玲玲 范慧丽

巴彦淖尔市临河区

张关全 李 忠 贾凤晏 安 静 马 萍 刘美丽 丁建平 袁月新 郝俊英
乔淑萍 常秀娥 陈晓敏 赵 虹 刘艾珍

苏尼特右旗

李桂村 田月英 李艳萍 鲁海霞 郭凤兰 裴晓晶 罗卉郁

辽宁省

辽宁省

曲 鹏 潘国伟 于连政 张淑娟 刘 莉 杨晓丽 刁文丽 于丽雅

沈阳市沈北新区

唐 岩 南宏光 杜 克 吴 萍 何宏军 王庆东 单 葵 杨 飙 于 松
栗国东 吕 钢 吴士剑 吴文斌 徐广彬 付泽清 黄伟兰 赵丽喆 周 晶
佀艳艳 朴晓光 洪连华 夏丽娟 郭 颖 佟丽杰 张锦辉 李江鹏 王旖娜
董丽娟 常冬艳 张 燕 陈科华 胡亚萍

大连市沙河口区

彭志敏　王　浩　刘秀梅　陈　菲　吴　敏　李智英　司海萍　隋学林　滕永胜
孙　艳　夏　京　闫泽清　张晓航　迟志远　张　明　黄　鹤　孙　海　戴忠霞
崔为军　曹海彪　何红彦　黄孟炜　张　雪　王慧楠

鞍山市千山区

苏　丽　谭庆旭　时广兴　张　健　王秋柏　袁汝婕　黄　龙　雷　洋　王南飞
李少鹏　杨　鑫　马丽芝　田　静　苏　然　修　娇　王凤琪　王　淞　贾忠科
赵继莹　宋建友　付黎明　侯　鹏　王德海

凤城县

王庆忠　朱文利　隋立军　白　杨　魏　杰　梁　斌　李　杰　蔡克峰　刘丽华
何月悦　曲晟鸣　王　帅　崔继和　宫兆杰　王爱丽

阜新蒙古族自治县

张万军　王桂玲　郭玉华　金　娜　张春华　孙　艳　张建辉　苏东柏　丁振鹏
王　莹　李艳辉　李秀丽　孙玉红　王小华　高　伟　姚淑君　李冬玲

辽阳县

田洪安　刘　威　赵成新　李　凤　赫丽敏　马国善　毛漫漫　李迎秋　郭凤娟
金丽影　徐荣亮　何秀玲　魏雅宁　张忠英　王　丽　赵　星　刘秀艳　杨　洪
刘新华

吉林省

吉林省

侯　祥　杜占森　王雅鹃　朱颖俐　丁　冬　张晶波　张　迪　梁淑杰　徐长喜

长春市南关区

王振亚　宁　涛　姜　辉　任淑艳　李静华　周淑华　姚春华　陈景荣　姜艳霞
耿秀萍　杨　旸　杜　鹃　赵桂杰　徐　巍　王　静　郭宏伟　田忠华　单春芳
佟　光　孙雅君　杨晓巍　孙　翰　徐　刚　马玉杰　刘红杰　李春娟　冯克棘
王丽华　刘桂涛　朱晓红　陈永梅　葛树尧　张艳宇　任文莉　刘　淼　郑　慧

邵美玲 赵春玲 张伟杰 张会云 王晓峰 李志群 胡 锐 王诗迪 贾 华
张 楠 徐铁力 董 雪

德惠市

牟 辉 张文兴 程志芳 史 楠 邢 健 薛桂珍 陈 艳 李伟桃 王 颖
刘艳杰 高慧政 刘恒岩 李 成 别惠兴 万忠强 王满昌 胡秀杰 乔 丹
刘忠宽 司红梅 杜桂娟 王锡吉 黄志勇 杨庆娟 李桂清 梁国东 王 英
谢云南 孔晓梅 崔 丽 王 宇 张 勇

吉林市丰满区

刘岩松 俞 平 赵广华 陈艳梅 李艳宏 马怡颖 贾春迪 高起渊 董光武
刘 洋 田 雨 张国宝 孙方军 金永安 李建华 李 丹 奚文祥 张璐娜
高 虹 李凤银 辛宝才 李海凤 尤 红 方伟宏 李艳红 曹秀华 李玉梅
王 晶 杨江泉 王 辉 阚莉珠 姜越华

集安市

安锦新 江志杰 耿军典 王福鹏 薛克福 于弗柿 杨俞威 祁贵财 刘景武
李万军 季进贵 王银华 王基胜 王学峰 丁世龙 郭元华 刁广莲 陈德贵
赵 芳 于 洁 张少梅 杨明姬 金宝鑫 蒋玉杰 薛 亮 刘映环 丁 超
丁 敏 鞠华冬 田 智 孟庆彬 陈大勇 赵清嵬 鞠艳礼 于 涛 李 红
唐声雪 杨 柳 李雪艳 李 英 史景晨 张 勇

龙井市

金 春 金永浩 吴 星 李哲宇 李善玉 朴光明 申红辉 罗艳丽 朴斗铉
文红莲 崔 虎 康贞子 朴松子 翟延龙 朴 龙 崔英姬 崔贤柱 金桂顺
金敏鹤 全明七 崔贞爱 金美兰 刘加成 刘永刚 王忠云 李兴燮 李忠彦
崔英福 金香梅 李镐淳 修艳杰 张延波 韩贞爱 金春玉 曹 勇 孟祥荣
许万洙 全英权 许 哲 袁兆慧 金光浩 于茂芝 许顺姬 周丽红 李洪江
金明琴 袁林杰 李晓红 粟卫国

黑龙江省

黑龙江省

苏　华　刘淑梅　庞志刚　王惠君　刘丽艳　高珉之　靳　林　何伟丽　郭慧玉
王瑞翀

哈尔滨市南岗区

杨丽秋　何　慧　于　波　单晓丽　马　静　张　威　王威娜　胡艳艳　李艳杰
金　华　刘淑梅　李秀云　金　晶　王　珍　蒋秀丽　任启智

齐齐哈尔市梅里斯达斡尔族区

庞瑞发　高　宏　赵润普　张贵贤　金梅香　景彩虹　高　艳　郭中华　杨　娟
王英晶　郭玉兰　徐文彬　果鹏群　张晓峰　陈晓旭　唐英霞　张秀英

依安县

朱建国　李英杰　崔　宇　陈月梅　娄铁峰　孙永忠　翟立辉　石金刚　赵　宏
刘晓光　宿　阳　陈居英　李晶新　李景彦　蔺玉河　郑国君　于　军　黄　伟
汤如彬　骆彦明

鸡西市梨树区

李淑杰　薛长华　袁美珍　勾晓蕾　李公生　蒋晓明　李立群　张　玉　曲秀娥
刘春凤　张玉萍　何清全　杨宝兰　景文文　尹伦论　张全梅　丁　辉　于　伟
徐　艳　魏秀华

宝清县

刘　涛　杨宏双　马景和　杜　慧　陈　翠　管政军　谭振福　尤丽叶　尤丽群
蔡克忠　戴明兰　曲海洋　栾广博　吕连双　常新刚　孟晓宏　赵明慧　张　伟
张洪芳　孙永峰　高　丹　孙　羽　王玉红　贾丽娜　王凤琴

大庆市大同区

朱　英　张科服　王淑杰　张　丽　赵亚菊　史广玉　赵艳梅　黄金长　刘国臣
李艳辉　徐　涛　盛恒天　王亚茹　李秀娟　于国彬　付　霞　李春光　王学峰

田立军　张宝成　张仁浩

桦川县

周　影　李凤英　张　华　胡亚丽　张丽影　张国玲　陈爱霞　郑宏伟　范影慧
司　月　黄红影　张双双　侯　蕊　李亚杰　郭冬勇　冯云晶　刘正飞　郭晶波
于玲凤

上海市

上海市

李新建　徐继英　姚海宏　王春芳　黎衍云　喻　彦

卢湾区

高淑娜　邱晓奋　纪云芳　殷丽红　王　飞　黄钰亮　陈小珍　汪　炎　朱一鸣
顾冠聪　陈晓娇　单代红　姚红勤　傅嫦娥　姜　萍　陈燕斐　何妹萍　唐茗煜
施文丽　胡惠娟　戴元明　郑建平　王秀霞　陈　慧　蒋　峰　翁瑞珠　蔡　峥
高娟华　董玉婷　张文璇　赵　婧　胡春祥　朱旭辉　葛佳瑾　施婷婷　周　黎
包建英　陈云华　陈　瑶　冯列亚　方　青　潘文洸　杨丽莉　刘　丹　骆嘉红
樊春霞　陈　忱　王　勤　王怡琳　王晶磊　邵长瑛　刘月英　许娟娟　肖运海
孙云兰　顾　莺　闻　静　刘佳刚　袁利民　鲍伟民　沈雯华　韩映如　黄齐芬
王根山　冯俊琳　蔡德红　乔佩玲　王亚君　林海华　王宏芳

松江区

朱美英　柳胜生　计凤妹　哈　楠　罗　炜　苏旭燕　徐春泽　安　娜　李志媛
骆　璇　龙　云　赵建明　唐丽娜　陆建红　陈毅颖　刘　婷　屠春花　陆志勇
沈　强　朱　琴　严　磊　吴　静　王佳莹　徐丽芳　王玲云　吴旭明　杨晓兰
朱爱萍　顾军燕　陆永明　夏雪军　黄新军　徐　琪　赵　英　吴　敏　周　萍
顾丽霞　杨菊英　梁　英　钱瑞兰　彭秋蓉　李顺明　吴晓峰　张峰英　杨银燕
王　伟　李春玲　刘　敬　雷　念　云郅智　王云辉　李　斌　刘青红　金红梅
郭志红　张　群　蒋　丽　唐丽容　袁芳妹　钟丽琴　顾芳华　陆军峰　管　华
朱瑞红　黄磊花　金　凤

江苏省

江苏省

徐　燕　武　鸣　向全永　张永青　周金意　潘晓群　陶　然　覃　玉　张凤云
杨　婕　吕淑荣　苏　健　韩仁强

南京市浦口区

童永华　冯金梅　哈必凯　朱远马　李　成　杲　虹　陈　莉　陈　武　乔绪富
聂锡华　杨玉兰　李秀红　万立新　刘春旭　陈雪花　张显敏　杨　洋　徐　丽
王晓璇　卜光秀　董　静　郭　攀　常忠琴　殷　虎　王甫厚

徐州市云龙区

申　涛　娄培安　刘　利　吕　婷　王保安　毕　俊　杜阳光　姚　远　李雪峰
刘　琳　王　艳　周怡芳　王欣欣　张艳侠　李　丽　谭　英　刘亚鹏　李文琦
张　盼　俞黎黎　张　宁　徐　璐　王艳梅　徐胜男　陈　迪　陈春念　张黎黎
贺　鹍　王　贺　马　明　张永梅　张侃侃　鄢　李　祁艳秋　赵文超　刘　刚
沈　倩　王志美　张桂香　刘淑艳　王爱侠　裴世平　马慎玲　马云英　胡景英
吴玲玲　时善俭　李　标　乔玉芹　王　建　郭美华

苏州市吴中区

周仁仙　金建荣　葛荣干　倪雪红　潘　康　刘显兵　柏宇英　樊昌银　吴月珍
朱丽珍　周建忠　张学明　沈美丰　马华东　顾红英　董瑶婧　史伟娟　吴　欣
刘美红　周玉珍　谢玉英　夏金良　朱杏根　华文伟　赵建青　李清华　史伟娟
赵加根　王旭霞　张振荣　叶晓明　顾水明　石文官　邹明荣　徐　锐　谢国新
孙　烨　高媛媛　顾卫星　顾伟芬　张寿林　徐红娟　朱培明　庄梓璜　郑　晔
马菊萍　顾建芬　华雪涛　陈　凌　朱超英　顾建国　沈　璐　汪国强　施希见
朱文秀　宋金凤　岳桂芳

张家港市

王建春　顾国平　季　健　殷振东　张小平　陈新峰　许建秋　袁　飞　倪雨中
陈丽萍　王建军　黄治平　唐玉清　柳丽江　钱惠芬　施菊萍　黄宇梅　王晓红
袁素琴　马志秀　季梅新　徐　兰　朱　芳　马莉娟　黄　峰　姚敏芳　邱　晶
何丽娜　陆小娜　钱文兵　赵凤英　王岳英　严　峰　刘宏宇　刘兰香　顾忠娟

陈　璇　何介鹏　薛立军　姜丽娟　钱月芬　樊　炜　徐玉英　徐　芳　陈　玲
孟晓梅　许　洁　朱　音　崔树皖　张　博　黄博理　王清祥　宋丽萍　吴立明
徐玲娣　顾晓蓉　王和平　许　莉　钱晓东　毛春芳　顾国英　谢惠女　缪娅萍
周春燕　丁国芬　钱丽霞　俞　霞　戴振华　殷建新　孙晓弘　王丽萍　陶　峰
常敏丹　潘晓燕　黄伟红　陆　垚　江佳佳　黄晓燕　缪丽君　周小丽　张萍芬
丁　波　丁　辉　詹丽君　苏卫新　陈钱静　郭海琼　俞春香

金湖县

高式清　孙道宽　何士林　张崇华　桂千红　茆文珍　马　焱　蔡士旬　雷　婷
张　玲　杨万琴　张光贵　沈月琴　何伏华　陈茂勇　邹晓玲　冯地忠　张　莉
周晓平　顾秀梅　李仁花　陈明春　王勤龙　宋晓丽　吴祖梅　孙定兰　柏基杰
赵长明　丁其红　梁国勇　熊冬梅　杨　云　翟桂香　廖丽莎　招倩倩　陈乐身
沈海洋　胡美洲　丁希松　张红梅　张太峰　高志林　谢　明　盖学兵　冯政荣
纪建江

响水县

张龙华　郜晓智　刘海涛　吕富年　李秀红　潘永生　刘国柱　袁爱明　张知青
李开萍　郭莉萍　朱成刚　孙海波　耿忠明　王桂花　黄步国　施玉华　张平花
仇正芳　孔祥贵　孙强华　冯国胜　郭文林　吴小莉　周芬芬

浙江省

浙江省

丁钢强　张新卫　胡如英　龚巍巍　王　浩　何青芳　肖媛媛　沈慧彪

杭州市下城区

裘伟康　何玉芳　周晓红　王建富　周　勇　蒋天武　王芬芬　朱月伟　葛承辉
陈国生　陈国伶　赵　琪　何宝华　张　睿　谢　嘉　卢晓杰　邵乐琴　蒋　蓓
孟亚艳

奉化市

孙　嵩　冯　伟　曹云生　孔夏吉　许邦贤　王建军　章旭波　严华忠　梁平波
王　青　汪　烨　胡　维　王晶晶　竺稽定　俞全国　竺盛波　邱丽琴

桐乡市

孙建华 沈润裔 郁士木 朱敏艳 董雪英 倪云松 钱一建 王跃强 胡玲玉
韩雅斌 王汉明 陈娟玉 陈玲琍 王荣庆 沈小芳 张晓怡 王丽萍 倪娟芬
李秋月 富东伟 陆　逊 潘亚兴 钟银丽 姚经仁 曾桥喜 顾春华 倪飞飞
沈国良 沈锦荣 董鎏熠 钱凤萍 费国钱 沈学奎 钱银彬 王秋强 魏玲芬
周冬萍 朱富强 周利忠 李鸣敏 李秋莉 曹小红 吴亚琴 王远飞 魏建清
王丽霞 周松根 曹顺荣 黄　磊 胡如南 沈子荣 沈月娇 陆锦芳 唐明华
蒋志英 李月文 俞建伟 俞士华 沈掌娜 徐丽瑜 倪森伟 沈树人 沈爱金
许秋云 郁萍萍 钱建伟 费树强 陆金英 龚晓丽

安吉县

陈　祥 何继红 曹　乙 黄永庆 黄　艺 朱　敏 朱慧兰 梁志强 叶　炜
庞家凤 夏咸琴 郑芝灵 黄　力 何娉婷 傅晓龙 唐士立

金华市婺城区

陈志毅 楼妙芬 王洪歆 沈伟军 赵裔军 周丽青 倪玲安 吴　争 洪巧丹
郑卫忠 高旭军 王佐鹏 钟劲堤 王建江 邵利婵 陈　哲 沈丽莹 张向先
徐庆华 金耀宗 朱鹏凯 方敏君 陈静英 刘微笑 郭玉贞 祝衡辉 陶如达
许孝芳 方　洁 王斌峰 胡学杰 陆素春 王金国 祝奇峰 翁伟平 王婷婷
包怿勤 姜　斌 胡巧群 朱旭敏 林　梅 洪胜兵 池美香 伊土生 陈丽春
周承健 徐兰娟 潘轶飞 江　真 方开建 盛晓微 周春芳 周曙丹 陈建丽
陈鹰钊 耿小莉 叶志坚 滕燕娟

遂昌县

柴晓东 符建平 王祥云 林仁会 金忠平 钟宏燕 郭金梅 占群英 钟　玥
雷仙育 王晓敏 杨　敏 周文龙 吕国庆 黄俊莲 柴锦芳 傅素琴 张　韬
李丽菊 胡春林 黄少贤 邹丽君 雷智勇 华仙根 郑惠媛 王灵巧 傅紫梅

安徽省

安徽省

刘志荣 吴庆生 徐　伟 叶　林 王安莲 金少华

马鞍山市雨山区

袁红梅　潘礼琴　开远红　曹振乾　范　琼　焦桂林　陶安伟　王明荣　李　芹
章　露　李福玲　徐盛敏　聂荣平　钱伊莎　戴静萍　刘晓玲　印存晨　陈玉铁
聂宗祥　聂荣丽　李稻海　吕　娟　印存智　代恒珍　陶生萍　鲁　明　吴玲玲
卞正平　刘亚生　蔡华英　冯　青

安庆市

李贤相　朱　宁　宋海燕　杨积鹏　何春梅　潮圣哲　张　婷　陶玲莉　雷世雄
徐慧娟　种道辉　程鸿飞　江　浩　胡治国　程富年

天长市

杭民东　胡　彪　杨秀荣　袁学芹　吴　军　胡春明　王延萍　戴书云　赵玉林
陈　杰　杨步财　丁　萍　赵　冻

巢湖市居巢区

宋玉华　叶正文　肖东民　洪文钊　王义江　夏琳琳　杨海宁　王　宏　孙雯雯
陈庆宏　吴宏雨　昌献广　董翠翠　李桂芳　王　亮　王　芳　袁金龙　舒炎天
曹艳红　陈红娇　江　红　郎少敏　吕少华　马晓林　钱庆丰　张智宽　张　霖
何书广　洪菊英　蒋　里　李莲芳　冉文韫　吴　麟　叶　红　宣加兵　褚小文
姜宝珠　魏　骏　魏先满　宣加兵　张济华　朱晓艳　汪增华

蒙城县

万德明　李银梅　刘　翔　葛　军　李兆印　黄灵艳　幕孟侠　李　凡　陈　永
杨　锐　朱　刚　桂　芳　王彬彬　张文峰　张西军　朱德志　薛柯华　许　辉
刘春辉　尤芳红　李艳丽　张爱东　杨　梅　陈素华　卢　飞　任　飞　李学亮
王在勇　邵永奇　王志坚　马开民　赵　磊　张　莉　康敬彬　张献生　邵春军
王绍杰　方　泉　张洪良　刘　宾　朱　涛　邵　亮　于士岭　唐慧文　龚海政
黄守义

泾县

余永明　伍沪文　鲍　旭　周　伟　马志进　温福胜　王　萍　刘承忠　吴　鹏
金立高　刘　娟　陈献春　刘安阜　章玫红　肖　红　张　杰　徐继柏　叶书宗
刘海荣　包　园　丁春霞　董利民　赵　鹏　蒋爱民　徐小红　吴小明　潘维贵

凤俊杰 王菊红 卢红旭 唐亿红 张陈华 陈晓岚 黄志刚 胡 瑾 胡敏敏
文金生 王木田 汪爱平 柏 鹤 彭木根 黄宝玉 张文革 李武凤 王文凤
冯金珊

福建省

福建省

陈文加 吴兆燊 李文燕 严延生 陈国忠 林曙光 钟文玲 肖泽章 陈铁晖
林 熙 黄少芬 胡祥炬 苏 畅 李晓庆 林 丹 林修全

厦门市

刘晓婷

三明市梅列区

马玉华 陈旭月 邓小江 丁红华 郭新军 罗澄贵 叶玉坤 郑昌洪 叶应松
陈绍惠 钱益云 李小群 李瑞林 张丽华 朱 宏 王明生 林 琳 苏 琳
林纯贞 吴康金 黄丽炜 李 珊 鞠建英 许上章 谢永华 林玉芳 杨风顺
洪敏芬 周晓波 刘小榕 梁景明 陈秀蓉 郑 蓉 刘妃英 邱 戎 魏婉云
叶福秀 郭 冉 吴春燕 水云倩 马小萍 黄秋蓉

惠安县

林思舜 李清鸿 陈群峰 周丽萍 柳美辉 康炳奎 杨雪香 温育民 王燕玲
刘志杰 赵令彬 林璇璇 涂若望 林建平 汪卫东 李国辉 辛荣海 房佩昆
陈继平 芦爱军 庄聪能 林祖阳 刘建阳

建瓯市

黄 和 黄健新 叶桂春 裴振义 熊 健 叶晓平 陈丽彩 魏桂华 吕 航
艾小荣 张明荣 伍 芳 叶婷婷 蔡 宏 钟 玲 陈 雯 芳 菲 黄宇宏
徐忠健

永定县

张日树 谢晃明 苏德忠 卢建聪 吴伟煌 谢信南 曾忠林 卢秋玉 郭永福
罗小芳 张海丽 李翠兰 黄晓蓉 黄冠林 卢亮昌 张清禄 郑秋琴 范新连

阙钦中　沈加贤　江利和　沈化贤　张远灵　温文英　王曙霞　苏红华　郑坤华
陈灿章　阙元培　吴晓华　赖定贤　陈谷兰　黄小菊　吴永昌　徐初展　刘选才
刘良昌

宁德市蕉城区

吴学斌　倪庆森　李锡武　陈启明　张伦泉　杨爱美　黄惠容　阮婷婷　林志英
乐凤庆　冯作源　乐凤景　刘　颖　余桂英　林挺花　黄振凯　吴　瑛　谢秀爱
吴巧月　陈　敏

江西省

江西省

何晓军　朱世鸣　李　艾　朱丽萍　罗物强　刘　杰　颜　玮　吉　路　陈轶英
赵　军　孔干莲　施　勇　范义兵　王安华　何峰宁　方菊芬　宋和丽

南昌市东湖区

王国平　张桂萍　舒惠玲　王信颖　刘　璐　章丽萍　汪伊娜　刘菁萍　吕立民
李　菁　曹旻蓉　缪晓燕　曾继清　陈　敏　胡静芳　郭燕萍　王武宽　陈方武
李林华　刘志强　吴锦华　刘庆烟　杜一声　毛筱蓉　杨　乐　曹静宜　龙国春
刘锦良　李　娜　黄洪泽　邓　希　裴海飞　丁　莉　李　梅　刘梦月　易海雯
张小娜　胡建英　涂永红　邓金云　熊琦莲　朱建兰　姜旭梅　刘爱萍　朱月娥
何园珍　万丽萍　章银花　涂冬妹

武宁县

蒋家明　潘盛林　毛晓春　郑家平　邹德政　韦秀清　肖光明　邹竹芳　华功荣
程茂芬　胡先伟　程　昊　张建勇　黄　敏　陈希龙　赵家帆　阚兰芝　王国华
柯方全　葛媛媛　熊甜甜　卢　宁　潘　湖　罗丽娇

赣州市章贡区

庄作萍　谢卫玮　肖　光　郭为民　罗华彬　蒙咏梅　苏德云　张韶斌　康小菊
周　昶　朱圣煌　张　华　佘志望　赵志坚　严月康　简小珊　何　艳　丁　莉
单文清　谢龙君　曾　强　丁建军　陈　华　郭世华　黄吉如　邓建萍　赖允红
刘　茜　黄　丽　杜　俊　陈莲花　刘玉梅　曾小箐　郝江平　钟声雷　许美华

黄远祥 张 慧 胡石英 黄 薇 孔繁贵 刘 军 谢 慧 欧阳可仲 唐 茜
傅雅莉 王显亮 许安怡 邱 军 刘哲武 曾 耀 胡元平 黄 骏 袁开祥
吴发财 钟玉莲 梁慧芳 娄志雯 邱 静

龙南县

曾学伦 曾胜平 钟 灵 赖永赣 廖彩耀 曾政国 廖峻峰 傅秋生 袁 丽
彭旻微 林 玲 李 敏 钟雄文 张勤人 唐红宇 陈雪芳 曾伟玲 凌颖琴
钟巧燕 罗智瑜 刘小凤 凌惠芹 肖 静 廖日晖 叶善清 叶 兴 钟 琴
赖占平 赖日荣 赖明山 赖正添 任尚日 任水星 赖素珍 赖松玲 李井星
黄冠涛 郑晓龙 钟海燕 王显优 张梅娣 李平珍 徐福新 李家优 王光理
王德彰 孟广艳 赖义春 王桂珠 钟昌福 李光亮 温和生 廖江星 廖蕾云
李家普 李春宣 周运作 钟文峰 李朗澄 李丛胜 李慧生 钟心善 郭日盛
曾洋朋 李慧生 钟 锦 钟秀珍 钟义晶 蔡鹏程 廖彩炳 朱福燕 赖正荣
谢春莲 叶国林 赖水星 叶元棉 叶观门 赖玉坤 叶林根 赖余清 叶宝珠
叶金盛

上高县

胡波林 闻金生 赵卫东 何伟生 龙 健 叶江西 谢四化 熊发平 陈国生
杨晓敏 伍会扫 姚志敏 杨 希 姚为民 黄 娟 黄紫晶 晏尚文 乐士虎
刘桂英 郑 娇 聂 青 李 群 黄 莹 徐 光 陆 婷 罗小峰 黎 辰
游文娟 潘思平 龚明亮 高建辉 陆经平 王金明 李爱忠 晏 文 简姓名
熊志勇 黄毛子 晏尚明 杜 星 曾衍昌 晏毛子 陆经云 陈春毅

山东省

山东省

马吉祥 郭晓雷 鹿子龙 唐俊利 张吉玉 付振涛 董 静 楚 洁 杨 慧

青岛市市北区

梁锡宗 赵 玲 杨 敏 刘 侠 王 康 于 佳 王 军 郭萍萍 程增广
孟 瑜 孙 蕾 丛 丛 温 娜 金雪松 闫 格 李 帅 张 佳 鲁绪良
傅双甜 冯前前

青岛市李沧区

侯　伟　刘贞梅　陈　霞　刘淑君　马　平　王　璐　苏　春　朱文超　肖　燕
王晓菲　时彩霞　李方隆　李九评　杨　坚　张文辉　冯继红　蒋　娟　宁　丹
赵　菁　于丽红　王理磊　崔　雪　李绍健　孙玉鹏　叶　青　吕亚顺　刘盼盼
魏　洁　袁　妲　曲林林　高维娜　林　杰　徐　鑫　王　静　迟菲菲　李筱茹
韩晓玲　刁承建　张　燕　刘海燕　孙艳荣　王　桂　张　燕　刘秀秀　李振东
于　宁

沂源县

王　谦　张寿锋　刘明玲　魏　华　陈晓霞　唐新玲　何立革　齐海成　姜海燕
刘英芹　郭兆绪　何　英　李东芝　郑功梅　杨朝飞　高贵凤　林风金　吴宝庆
岳　红　申安梅　郭　岳　张　燕　孔德霞　杜培莲　冯爱敏　李洪彬　江丽丽
王富艳　李　丽　史新江　唐　霞　王富玲　郑爱升　郑慧娟　齐　霞　马文栋
左进华　谢树成

枣庄市薛城区

贾继芳　谢　慧　刘祥俊　宋洪燕　孙宝影　秦华辉　张　淑　沈思国　褚晓芬
扈延靖　孙媛媛　李景海　李书强　田　超　杨其申　杨宗华　田厚广　苗志成
魏　勇　王广涛　刘振东　孟慧敏　褚夫美　李广辉　胡向伟　何　莉　颜大庆

烟台市芝罘区

陈伟杰　黄建新　王心祥　付竹霓　李彦亭　刘晓凤　曲淑娜　张景堂　刘海韵
李淑妍　陈玉梅　李格平　李慧鹏　王晓婷　陈　宁　杨　艳　王艳艳　柳大伟
孙常亮　张以伟　闫　磊　墨海丽　孙　奔　徐成虎　孙　聪　凌　云　薛　聃
孙兴超　郭玮玮　解　宁　李　成　路　玮　孙春燕

蓬莱市

宁福江　孙彬彬　牛田华　孙　煜　吴　涛　邢月梅　葛安民　王　琳　孟　慧
姜晓东　陈淑玲　王晓妍　卢艳玲　张利泉　孟淑欣　张国英　张晓娜　姜雪萍
孙河昌　李崇武

高密市

官献升　黄一峰　单宝磊　岳　文　马瑞花　张树其　赵永革　张作杰　范建辉

邓招红　王立业　刘加力　王耀刚　邹爱萍　焦　艳　王仲秋　薛庆功　周晓杰
于海萍　唐新琦　郭丽萍

莱芜市莱城区

丁丽平　尚明香　吕明星　李　芳　陈　雷　谭淑玲　孙国峰　李　峰　董爱凤
毕顺霞　纪兆锋　董国明　宋　涛　狄艳群　亓　哲

莒南县

何丕山　胡顺文　杨庆国　刘建福　王冬萍　郭凤莲　魏茂高　鲁守龙　曲培翠
范智玉　韩继表　张　艳　徐　霞　杨　萍　袁　方　吴世娟　李　静　韩建敏
张建新　牟　霞　王丽君

河南省

河南省

朱宝玉　周　刚　冯石献　张　柯　温红伟　闫秀芳　陈　炜　王卫峰　史宏凤
郭军杰　汤平新　李迎新　闫云燕

郑州市中原区

吴鲜玲　王少梅　宋进英　宋媛媛　张海梅　秦艳娜　李　钦　齐青霞　吴　静
莫　伟　孙春霞　葛　翔　张纹萍　王会丽　贾文革　杨文典　韩珂珂　吴　璇
魏稚臻　邓　琴　王丽春　王冬梅　刘志斌　李红莉　崔玉萍　聂　晶　马兰花
万晓莉　邓奎山　张　鑫　朱龑喆　杨　青　江双双　邵　帅　白　勤　马　新
余　素　袁慧兰　孟玉玲　曹刚虎　周村庄　王菲菲　赵修盟　沈　阳　刘宋蕾
朱培香　张诤贤　苏松峰　王秀云　韩玉梅　李晓红　杨洪丽　谢立红　郭　珊
方明杰　宋君然　张惠娟　王艳红　董　柯　张树平　闫秀芳　常战军　郁　红
梁　青　周见阳　佐娅玲　袁　媛　闫桂枝　张玉华　何　园　刘百海　陈涌熙
朱素华　于成林　薛　燕　李桂香　刘建文　杜艳花　聂　鑫　孙文娟　王　帅
宋建勋　刘　艳

洛阳市吉利区

崔振亚　张春华　张兴波　姚艳艳　王新新　马利丹　张小蓉　关　霞　于正松
席　兵　高　静　刘丹辉　陈亚萍　权书梅　李宝枝　孔凤国　张艳萍　权丽娜

权元元　李媛媛　康瑞瑞　王素玲　李琳琳　张淑芳　曹婷婷　刘欢欢

新安县

杨少伟　陈书献　尚思渊　龚进国　王为民　李　辉　孙笠萍　王幸黎　李天伟
翟晓菊　卢喜子　王跃玲　张振飞　付文莉　吕小婷　李素芳　郭卫霞　王　博
王延峰　刘清法　郭　琦　张　燕

滑县

赵建峰　李庆香　崔玉涛　李红娜　耿子惠　李红莉　魏世星　李双月　赵昌勋
李克清　赵方园　胡伟丹　孟　如　方倩倩　李建军　王学英　祝　亚　姜静静
赵三朝　毛德兵

辉县市

何天有　江　莉　秦建华　孙花荣　李江涛　董　雪　何　磐　李　颖　郭小慧
杨珊珊　袁阳阳　段江涛　郜　艳　何金金　张安娜　姬玉凯　郎建军　秦继伟
姚　丽

唐河县

刘万广　靖　翰　卜超杰　刘广珂　刘科阳　邢芸鹤　王艳丽　王付雅　张春华
房培培　高　远　程　霞　段丽君　张　瑞　顾玉娟　安爱华　白　雁　龚改玲
申学勇　冯学林　杜　娟　王　英　刘佳音　王晓舟　邢运生　李向伟　吴新献
罗保全　李永红　谢汉岐　张　阳　曲明洲　郭志刚　常国伟　宋建伟　张瑞明
常灵晓　王春聚　郭立峰　王森鑫

睢县

徐　强　郇树青　祝海松　周传勇　谷阳阳　赵　亮　曹　霞　杜永奇　张　红
白　洁　黄云霞　程　玉　袁　帅　李松涛　杨　磊　王文青　黄业红　张怀民
郭　慧　柴锡德　宋信兵　李春峰　梁　平　李争艳　梁德刚

信阳市浉河区

代思全　褚国勇　张　婷　葛永胜　丁德芳　宋　超　楚建丽　雷显英　董媛媛
蔡海霞　唐冬梅　邵宏宇　张　利　郭　燕　孙琛琛　陆　飞　张黎明　王晶晶
张　妍　孙　冰　周　强

湖北省

湖北省

张效武　胡晓云　易国勤　张庆军　张　岚　杨树旺　付　义　李俊琳　韩胜红
任世成　潘敬菊　周学文

武汉市江岸区

龚　洁　孙惠玲　吴　凯　朱慈华　张茸茸　张荣馨　牛　明　李　芳　邓军华
于　青　王同星　沈桂华　夏　涛　徐　娜　晏晓丽　侯燕琴　王　萍　曹香芝
朱明声　张　利　杨　佩　赵　花　龚卉珊　蔡一凡　胡　婷　陈文琦　冯　洁
熊　思　徐　蕾　王玉彬　易甪姗　钱　欢　汪　婷　石雷英　袁丽红　陈　宏
潘晓英　任琼琮　罗　玮　刘艳芳　肖　锦　张丽俊　孙佳宝　周　卉　彭　蓉
柳娅婷　王春芳　吴冬香　刘　瑜　高龄英　何健健　高慧林　王　鼎　张清华
徐晓玮　肖　梅　陈思思　徐　佳　吴泽茂　刘晓蓉　艾　菁　鄢　蓉　方　珍
陈　平　方丽平　徐明霞　张　琪　何黎霞　王方瑜　罗　慧　饶燕霞　张盼盼
曾凡荣　李　萍　倪　凡　陶金慧　袁小娟　张　明　高　洁　杨志新　虞敏彪
雷伟胜　方隽文　万婧云　谌　丹　江丽丽　李　洁

黄石市黄石港区

王正喜　石　霞　钱足庶　孟亚军　陈　燕　吕　非　王家牛　刘学东　徐建新
董艳东　卫书录　成智英　余世怡　胡加斌　陈　超　冯文智　张　涛　杨　丹
余　燕　余玉妹　熊亚洲　蓝跃刚　缪春英　叶圣强　郑　苗　陈伟英　卫　琪
陈　燕　李官慧　陈芬生　王高志　周　军　左翠英　朱端孝　占　梦　朱晓峰
褚志杰

宜昌市伍家岗区

潘会明　胡　池　陈连璋　李传勇　朱继荣　陈　军　张　露　张绍林　杨宏斌
王媛媛　胡　晴　杨　琴　彭应熊　周芙蓉　向　亚　饶　梦　李宜萍　郭　娜
刘　明

谷城县

万应平　蔡冬青　张开平　胡旭阳　雷德生　冷艳飞　张　丽　周永艳　吴时捷

杨继明　陈雪茹　覃　丽　周修海　刘艳红　毛金国　熊海艳　李家树　娄会坤
杨　凯　杨　勇　张永红　俞远涛

云梦县

李启泉　普智敏　蔡明忠　张少泉　卢　旻　王功明　黄双兵　唐元桂　袁刚运
王继红　王少英　陈国庆　李贵申　董晓明　杜　杰　万桂华　李胜东　王青霞
曾翠菊　左　晶　安鑫云　龚　波　鄂　云　杨丽君　丁红玲　张玉明　帅春仙
张翠兰　龚柏华　甘　星　吴建文　黄运芳　李保平　李　军　万三明　聂　卫
胡昌红　罗运运

天门市

王义华　何明辉　张卫星　罗　芬　朱义发　邹　昀　张姣萍　李　华　熊　伟
杨爱菊　张丽华　彭梅芳　李进利　周　锦　王　芳　程碧娥　肖　伟　黄又华
张　霞　刘国华　曾　力　罗银亮　邹建军　杨　艳　汪　波　胡如浩　梁少平

湖南省

湖南省

陈培厚　李光春　刘慧琳　刘加吾　胡李平　白晓蓉　殷　黎　付中喜

长沙市天心区

汤大明　莫苗芳　陈强知　黄晓红　陈　灿　刘　剑　宋新兵　张培培　黄　霞
莫　慧　郭　欢　章　宜　喻最明　康海叶　周云君　邹　洁　秦建伟　邓　玮
罗爱玲　罗　超　黄　圆　李从军　方遥远　李　正

浏阳市

熊佑平　谭仲文　贾维芳　谢旭求　罗　凌　卜艳平　邹丽霞　谢　龙　曾佑明
刘建知　陈　悦　陈　静　刘娉婷　彭运芳　刘情新　阳情平　寻　涛

平江县

邓注红　邓丽君　李　行　王要春　李葵华　吴　林　袁　爱　童万希　余长江
肖登福　胡柳清　万石玉　徐陵江　苏　斯　王窕辉　李妹英　汤红妹　李　林

常德市武陵区

涂林立　于　奎　郑红辉　康兴中　刘冠澜　鲁志华　郭丽亚　龚慧明　向卫平
朱建文　王　池　汤土又　唐志敏　袁壁君　冀　辉　杨　芬　徐　红　肖连宏
贾珍胜　张明英　王立亚　余桂华　梁海英

郴州市苏仙区

段云飞　袁春艳　廖红军　李　霞　张中权　李　瑛　李森立　欧　炼　廖红花
张文豪　黄盛俊　罗　睿　李晓军　喻　艳　段妮娅　李武艺　徐　琰　廖利红
谢文军

洪江市

向湘林　肖黎明　易思连　龙飞燕　向早香　胡昌菊　刘春艳　段美君　袁良华
田梓良　舒可可　胡小玲　蒋大治　马玉琴　陈　飞　黄伟伟

凤凰县

彭海燕　滕树忠　杨胜元　杨　晶　杨伟英　彭　磊　王　慧　郑振清　秦合合
吴胜平　田小妹　张　勇　林定京　杨满宏　龙香妹　吴玉芝　王平俊　施兴池
吴安忠　吴永忠　邓二蓉　梁建平　熊　丽

广东省

广东省

马文军　许燕君　许晓君　蔡秋茂　徐浩峰　聂少萍　宋秀玲　夏　亮　周少恩
潘冰莹　吴晓惠　钟伟强　叶俊青

广州市越秀区

龚诚华　翁　帆　周焕宁　钟逸文　丁　珊　夏嘉杰　林玉虾　周慧梅　罗美芬
何少娟　何嗣盛　粟　伟　邓健峰　曾穗芸　周德安　程健萍　庞拉光　潘　茵
李海梅　罗　洁　郭创辉　文秋红

南雄市

丁春晖　易艳辉　邱建华　叶春福　欧阳效金　邬香华　吴志平　欧志强　黄　祎
王海涛　雷　莲　刘慧琼　凌秀芳　赖华海　王军喜　孔德桂　梁珊娜　张学金

徐素英　刘秋燕　何长妹　朱金兰　聂金荣　何文记　张俊平　陈细妹

四会市

赖军伟　李俊强　吴耀辉　谭焕容　苏雯君　曾志凌　何铭斌　苏　莉　朱文考
潘　刚　黄国珍　梁璐丹　彭简容　邵致鑫　黄彩青　吴燕珠　李　昭　冼丽强
陈洁雯　肖美英　卓振强　黄世恒　林永华　胡官海

五华县

周荣群　孔祥钦　刘　伟　陈青山　沈超华　张惠东　温英春　李住香　陈智明
魏素云　张　聪　魏华新　曾育富　宋丽萍　张惠聪　彭就扬　张少忠　温小苑
钟君华　黄远祥　周小红　周艳莉　卓小霞

汕尾市

李凤琴　陈辉平　陈　纯　黄丽萍　施长君　许迎新　温建豪　朱海玲　施文生
陈伟君　陈海云　莫怡冲　庄雄升　黄裕林　曾凤美　钟建南　欧胜层　颜潘倍
黄辉程　林辉星　黄守隆　何　梅　颜丽丽　吕水炳　章波斯　胡君如　陈少琴
黄辉明　江珠琴　黄石顺　孙振表　张榆楦　黄婷婕

云浮市云城区

李天水　黄图华　黄庆荣　陈小敏　刘燕敏　姚伟珍　李东渝　钟红苗　李展程
李铭龙　苏宇宇　陈剑新　刘家才　欧炳西　赖天荣　陈志宏　林伯铭

广西壮族自治区

广西壮族自治区

方钟燎　杨　虹　蒙晓宇　罗水英　许晶晶　黄　佟　张伟尉

宾阳县

罗宗宾　李秀霞　刘水金　胡燕美　罗　燕　陈伟强　封雪兰　林加义　黄英哲
陆秋梅　覃善玲　陈丽筠　刘承香　郑卫杰　陈　威　韦　宇　李坚山　陆小珍
韦　洁　王善章　黄俏彬　磨金红　张永书　黄智球　韦桂洁　张　露　韦素霞
谢伟精　杨林华　陆　宝　黄华娟　唐潮桂　钱沛健

柳州市柳北区

蒙进怀 黎明强 杨芳艳 王 晨 王 然 冯 看 吴 延 陈宁钰 殷 凯
徐久久 梁忠福 沈潘燕 赵红军 刘 芸 陈启纳 莫 芬 龙松华 李 谦
张伟源 冯方梅 韦燕芳 谭 群 粟 珍 雷惠凤 曾秀凤 蔡 筠 杨振兴
谢媛媛 曾诚杰 何永华 李 智 陈国荣 苏法颂 卢绍陆 曾燕婷 梁 玉
邓小珊 林玉洁 朱孟婵 梁燕秋 黎 慧 彭艳丽 赵福星 黄翠玲 陈 红
王熙军 黄显成 王玉芳 莫 安 蔡 琳 潘百好 谭海淑

桂林市秀峰区

麦 浩 李革莉 李春红 邓 玄 蒋立立 黄 灵 秦 欢 何雷木 李卓峻
蒋兴兴 刘 颖 龙 虎 潘 海 潘晓雯

合浦县

苏福康 汤宏萍 徐 智 刘沛明 骆丽燕 李秀兰 廖秀珍 钟梅娟 陈小芬
张晋浦 杨述明 易丽德 黄 平 苏国华 陈善权 陈 盈 吴 琳 李建宗
耿兴富 廖玉英 陈晓婷 沈灵霄 李 莉 张 琳 周世禄 张 好 吴 莉
张钦宇 张锦明 韩 燕 吴传东 曾长华 潘 蓉 黄小娟 莫全军 黄 伟
庞世梅 郭泽玲 傅柏福

凌云县

蔡立铭 冉光义 劳文清 刘懿仪 罗 东 李天泽 陆世格 吴政志 杨景兰
班庆丰 王正毅 李文胜 李大明 覃凌峰 黄诗淇 肖爱凡 杨秀卿 游本标
吴卯英 梁金敏 兰 艺 赖三谋 潘丽英 李桂娟 谭秋红 游本明 蒲军林
黄永稳 余华好 陈法健 杨长友 王泽斌 陆 旖

罗城仫佬族自治县

潘绵方 施远陆 吴 磊 梁玉春 韦燕香 吴新凤 姚晓燕 黄利新 黄翼舟
刘体献 潘昌敏 廖雨欣 兰松岳 黄安静 余文喜 吴梅翠 朱秀梅 吴兰宇
吴开贤 石 磊 银河波 谭新春 何 文 刘喜锋 刘章华 潘绵花 谢昌儒
蒙重乾 谢代志 韦凤波 卢 君 罗天富 卢敏丽 林陆三

海南省

海南省

王善青　胡锡敏　王红美　符　艳　黄　曼　吴红英　苏英迪　王兴任　周健成

海口市美兰区

陈金燕　黄淑萍　杜问娟　侯丽影　熊俊艳　秦宁宁　陈昱榕　蔡晓娜　陈春杏
黄海莲　郑向阳　陈华彬　施胜泽　杨红雁　叶秀尧　冯孟景　陈美珍　黄文惠
李淑芝　姜海燕　钟金桂　黄妙玲　林晓梁　符青山　易安宝　张德健　谢明雄
谢明锋　莫如敦　刘超健　王　苗　陈宗洋　陈君胜　陈华雄　陈　燕　米　苏

定安县

王公盛　莫永强　莫周武　陈春苗　王少波　周国锦　苏文星　叶施君　李妹统
毛淑英　李　娇　莫春菊　莫广花　许进洲　周必学　李云魁　曾传奇　陈元胜
吴小鹏　毛维富　曾传烈　莫　业　符策涛　吴世丽

重庆市

重庆市

冯连贵　丁贤彬　毛德强　吕晓燕　张春华　李　洪　苏培学

万州区

彭　谦　王功英　陶世琴　刘　丽　张　佳　曹流洋　冉　莉　康　洁　向　春
汪　卉　杨将军　张孝明　谭小林　冉贞卫　罗　超　程　亮　张洪琼　慕宁浩
陈　丽　冯世秀　王恒芹　孙　政　丁建文　郑代坤　孟言浦　周　勇　彭　瑾
戴玉瑶

大足县

胡华伟　陈　刚　覃　燕　陈　冀　赵　瑜　陈富强　李万华　王明燕　丁庆文
代可强　赵宗玲　文　焱　杨东昇　裴　璐　赵　川　申应中　姚体友　贺　萍
胡才智　蔡　彬　何治全　张定思　唐成恩　黄连科　杨永中　徐廷孝　胡廷伍

杨　国　谢礼西　胡　鹏　陈光辉　黄国秋　何祖伟　曾清明　何大江　罗朝坤
覃　兰　刘　杰　莫成光　马采平　罗才刚　黎安全

四川省

四川省

吴先萍　肖玉明　高亚礼　邓　颖　张宁梅　何　君　季　奎　陈晓芳

成都市青羊区

黄世蓉　奉雪冬　阳　明　颜　旭　曹　华　刘怡超　王开进　薛　涛　罗　明
周易龙　吴　尧　胡　蔷　刘　强　熊治璋　张　斌　赵菡芝　鲍晓霞　戴树仁
陈晓龙　徐晓琴　卢　城　刘　嘉　邓克芬　游　建　王丽丽　张牧兰　宋丹凤
冉莎莎　廖亚男　万珠珠　曾　琴　赵　敏　田　智　明平勇　李　娟　王　帅
张玥娇　吕　行　李　敏　罗晓飞　谭贵泓　周丽君　陶　利　俞秋华　王冠瑛
熊　莉　唐　超　杨国芳

彭州市

黄龙蓉　罗国金　阙祥三　陈小芳　姚志林　游学华　杨　蓉　王　建　唐　斌
李　娜　陈　丽　唐　琪　王　宏　杨宗勇　杨小艳　何顺旭　叶安俊　唐旭明
朱加蓉　张晓丽　曾小艺　黄　娟　张　瑞　潘文才　李云华　罗小容　杨宗余
孙从洪　廖小丽　韩　鑫　马宜辉　黎　明　游　英　邓　莎　李秋玲　阿各莫
王　娟　李光勇　刘安刚　李顺全　秦　瑶　蒋　荣　谢良发　杨　静　罗亚京
苟晓婕

攀枝花市仁和区

赫永新　周莉萍　李晓梅　汪　杰　袁国彪　鄢成海　张金权　张　洁　杨绍荣
王开武　蒲玉红　付　君　张明红　孙美太　饶朝彬　张　玲　李　红　李桂香
王永芳　王明刚　刘站君　李学琼

资中县

黄　波　何　晖　祝　轶　刘　原　黄俊华　孙于茹　詹　莲　陈　莉　刘新民
钟晓君　朱键佳　王国民　何　夷　周　黎　杨连兵　李秀君　李　茂　周雪敏
何文玉　谢　娜　陶　莲　简国成　段　磊　尹　冬　何　莉

西充县

何碧琼　何育熙　冯　静　李小东　冯旭英　严　肃　李小华　何学会　吉　杰
刘晋峰　赵静之　冯　涛　李　锐　杨小荣　胥　浩　杨　建　张　毅　李小英
冯　军

汉源县

张　鉴　彭　敏　陈德友　姜丽萍　吴国林　辜　豪　李秋洁　陈元辉　周　梅
曹正芬　李德文　王建英　孙　琳　王　佳　易　佳　余俊洁　黄　佼　杨姗姗
冯克英　郑万淑

康定县

韩　江　杨金花　陈正富　王建英　李安清　杨明珍　刘　莉　李兰春　廖康真
江　明　连四海　龙久红　高　扬　张　炜　谢曼丽　罗代珍　泽郎夏姆　张　玲
杨　松　黄福珍　吴章敬　余德贵　陈德全　冷祥俊　车明香　焦顺宏　吕　辉
周凤菊　徐玉清　马向林　许文学　方正兰　康　兰　高淑英　潘　波　徐　霞
潘　燕　汪　珺　杨志全　简锡云　赵姝梅　向远荣　吴　建　张明凤　康　兰
钟文铸　张玉磊　郭　丹　谢自强　王　芳　曾文禧　徐春荣　陈　平　谭卫平
陈素荣　杨思荣　康小波　杨绪芳　何　勇　杨立军

越西县

张燕斌　唐文春　王砚秋　潘雅琴　罗云康　谭　敏　吕咏梅
代　勇　邹云惠　吉小林　罗志翠　陈小兰　罗　康　余洛果果
潘阿衣　张志新　顾友莲　陈选英　毛小林　潘阿衣　潘车布
边绍敬　黄　虎　甲卡石古子　冯　燕　王　平　田木乃　田阿呷
饶开全　潘木柳　徐丛兰　阿来健康　拉机吉保　阿支吉古　潘阿衣
罗　进　王　敏　郑成云　潘中国　加来阿支　勿里医生子　阿加小农
吉牛五来　阿加大尔子　沙马足布子　吉克各子莫　沙马布坡　曲木打曲　耿德新

贵州省

贵州省

王定明　孙良先　刘　涛　李　凌　陈　敏　姚蕴桐　刘露霞　张益霞　翁　浩
唐丽娜　徐丽娜　卢丽丹　刘　丹　熊美华

遵义市红花岗区

李其虎 刘相伟 邓永平 王金祥 邓玉权 于勇 杨定洪 李姣姣 陈秀英
胡英华 李建梅 严荆 陈晓明 池祥义 谭维莲 万洪霞 赵洪英 冉勤会
郭松 徐瑞 曹芃 徐立卯 王洪秀 黄兴群 赵久勇 杨曼 张元富
张义云 梅玲 陈吉秀 吴明英 吴塘江 郑显萍 欧俊杰 杨义 周波
王飞 王劲松 江洪 胡敏 毛朝辉 严福贵 熊本英 黄大坤 王朝仪
刘鹏 李金凤 向生林 吴丽刚 梁容玮 张继云 余名洋 徐立乔 郎思权
莫泽莉 张永培 谢志涛 陈永伯 杜成容 向洪平 夏同碧 徐世长

湄潭县

刘刚 冯治利 张润霞 张绍昌 祝坤芳 刘艳 徐毅 周立 郭芳碧
刘蕾 徐勇 周国安 范正发 肖瑞军 徐小琳 王传云 冉龙敏 杨鑫
黎显峰 冯文柱 庞天祥 杨永 郭芳碧 陈英 刘刚 冯治利 刘林
张伟伟 陈多智

玉屏侗族自治县

杨华 陆承凯 马木香 黄巧云 石虹 杨彰平 向勇 杨宗辉 姚元进
陈佑告 姚彩萍 罗贵川 袁贵 施敬 杨仕清 张运木 洪伟 张玉华
黄芳 易燕 刘池 罗道均 姚群 李新 杨会 余朝旭 邱祖祥
潘小兰 陈忠华 祁锦刚 龙君钦 奚万均 姚元进 杨斌 杨代昌 洪家富
姚振

施秉县

游群慧 杨立军 万奇松 许梅 吴奎 刘才华 岳桂清 潘武荣 杨英云
吴永前 黄烈华 李光平 吴荣霞 潘世梅 杨梅 莫非安 徐鲁黔 彭启琳

独山县

孙德伦 谢廷华 张健 马清兰 李明荔 陆国庆 罗洁 张廷波 杨秀军
孟晓泉 王茂平 罗应凤 刘允兰 胡咏梅 陈晨曲 张洁 伍红亚 鲍波
刘振猛 袁应敏 陆郁平 谭元勇 谭胜华 周开美 韦祖群 周海涛 莫昌蓉
舒静 易春秋 孟应凤 李仁芳 范庆萍 黄正刚 吴昌应 吴先银 黎金永
谭大友 陈永周 曾传仪 石家恒 罗帮德 莫品清 毛英德 莫以祥

云南省

云南省

肖义泽　杨沧江　杨永芳　许　雯　陈　杨　邵　英

玉溪市红塔区

师玉琼　瞿　媛　陈桂玲　胡月娇　尹丽红　徐永建　张德荣　赵明洪　任绍华
普　丽　卢云雄　曹宝学　曹萍丽　陈志晴　彭开荣　飞力萍　郑艳琼　谢春瑞
邹　蓉　杨玲芳　崔建荣　吕玉梅　邓家国　张兆明　徐进国　史绍英　茶文武
谢　芳　张金平　代昆玉　李海英　秦　东　师　柔

通海县

李永福　钱正荣　储慧芬　郑应莲　张家平　罗　娟　钱正文　李　坚　蒋丹兰
杨春琼　高瑞芳　李旭梅　端海涛　杨　润　陈桂琼　周奕珊　李　馨　郭丽仙
吕　倩　李　娇　杨文艳　马金昌　白正安　孔祥生　黎琼英　吴秀琼　吴慧云
苏　敏　龚照成　普建明　黄席宾　吴春富　王艳艳　吴广桥　许应发　陈　华
张映佳　张春和　张兴明　王朝志　王朝良　李为武　董安全　孙维林　董安全
赵保旺　钱正勇　朱礼柱　师云亮　师本跃　储汝传　张亚飞　储应学　吴家满
普家伟　师　龙　杜传兴　杨琦芬　刘明华　刘广飞　刘广庆　刘树安　汤文惠
可艳萍　吉德华　刘道平　蒋丹红

广南县

马贵文　李佩金　孙　林　朱永刚　梁隆平　王棋林　王剑梅　周严亮　何永明
谢进洪　余　侃　史坤丽　彭国芳　胡荣超　张春华　王泽光　张　艳　熊志敏
陆盈妃　欧阳继　方　琴　罗　伟　陈升文　李燕琼　王　竹　蒲琼玉　海寿益
保丽琼　唐乘舜　巴树云

勐腊县

杨顺云　李家贵　谢开华　雷佳丽　文红华　依　腊　飘　的　彭　燕　肖育江

依旺叫　石　慧　李美书　依　汪　叶　斌　鲁秀英　罗　萍　阿　二

祥云县

李文娟　杨天文　张庆毅　张琼娜　周志星　张红艳　刘鲜丽　段春丽　熊　斌
杨永翠　李雪芬　段绍波　雷兆敏　王林云　周亚娟　卫云荣　周　舟　王立清
郭丽仙　张和权

兰坪白族普米族自治县

和松繁　杨美君　李增荣　张义国　和金彪　马丽珍　杨红玉　杨　剑　和全义
李家月　王彦涛　王春仙　赵玉巧　杨国呈　李杏吉　尹瑞琴

西藏自治区

西藏自治区

西绕若登　郁晓峰　白国霞　嘎玛仓决　丹增措姆　普　琼　胡永红

拉萨市城关区

曲　吉　次仁彭措　强巴丹措　毛　群　次仁卓玛　达娃曲珍　次德吉

墨竹工卡县

白　桑　尼　玛　普　琼　次卓玛　加　侣　央金拉姆　央　宗
索朗顿珠　次仁罗布　普布德吉　桑宝芳　普布顿珠　刘　莹　陈忠洁
贡觉平措　米玛拉姆　次旦央吉　次旦卓嘎　卓　央

米林县

白　菊　姑姑措姆　达　珍　小达珍　旺　姆　白玛德吉　央金拉姆　曲　珍
仁增白玛　建　军

江孜县

拉巴顿珠　拉　旦　索　多　周　东　玉　珍　达　片　拉　珍　次　央
顿　珠　尼　平　索　顿　曲　珍　丹增普赤　尼　顿　曲　桑　次　珠

乃东县

次　仁　达娃次仁　尼玛卓嘎　张学磊　刘月英　张建平　次仁曲珍　曹俊洪

姑　桑　洛　桑　次仁卓嘎　嘎　珍　大次仁　丹　增　李立媛　罗　桑
拉巴次仁　达娃色珍　尼　玛　阿旺顿珠

陕西省

陕西省

刘　峰　马金刚　李　曼　飒日娜　邱　琳

铜川市王益区

梁全成　黄胜利　闫维权　赵晓燕　王雪英　李彦伟　谢玉侠　高　燕　闫晓荣
张　蕊　闫　萍　高素敏　李双龙　郑铜兰　曾　洁　刘恒国　张红燕　程新民
王铜侠　李　飞　刘　克

眉县

杨彩玲　王　宏　兰志超　杜水泉　马建奇　刘建飞　谭　文　安　宁　张　芳
贾利平　李　琼　周芳丽　蔡学良　李绪怀　赵　芸　朱文丽　张亚丽　尤树录
杨发发　姚元华　侯海建

华阴县

张同太　孙　军　王梓茹　王　莹　钱　鑫　车姬军　陈红星　叶虎玉　贠桂萍
郭红英　黄晓鸽　张　荣　张济德　庞　华　杨　阳　廖　莎　党小峰　曹　悦
王朝启　孙　桦　刘　宁　杨　润

洛川县

栗富红　张　薇　王　琴　郑　洁　常全礼　刘延侠　霍晓红　张小英　陈　丹
侯云鹏　史舒平　王　蕾　郭仲民　赵建怀　冯文霞

汉阴县

徐远文　吴　涛　陈世巧　肖　兵　彭　博　薛春侠　何　云　刘厚明　李经富
陈善美　谢　菲　张汉利　袁茂胜　李昌龙　贺青雪　侯永松　李　艳　胡秀义
党　鑫　夏光伟　谭宗前　方承礼　王　鹏　张成林　赵　亮

甘肃省

甘肃省

王新华　格鹏飞　席进孝　任晓岚　董彩霞　范浩强　张丑吉　张　静　陆　琛
张永瑞　杨建英

景泰县

梁志龙　姬毅民　卢有军　周福新　王燕芳　魏晋霞

天水市麦积区

张　辉　毛恩科　李忠孝　何　军　雷玉龙　王战学　田宏炯　刘政宏　徐雨根
霍文亮　熊旭风　陶丽娟　杨旭君　安永明　王　芳　马佩珠　杨　洁　缑晓斐
周伊春

敦煌市

杨　瑜　淳志明　王成发　甘金江　王文博　刘　佳　张文丽　袁　仲　苏艳琼
汤红伟　赵小红　常　婷　祁　鹏　王　磊　郭世忠　张永盛　闫清华

张掖市甘州区

王泽平　赵锋辉　李顺成　张振龙　钟小龙　樊兴武　苏　焰　赵学峰　薛建春
王　敏　张森乔　王秉兰　李博文　蒲　霞　魏春秀　王德荣　代希珠　陈　超

临潭县

常胜杰　张　宏　姚文林　李海梅　李永举　赵瑞喜　方义俊　杨菊芳　李永为
党晓晖　王梅香　田锦萍　冯潭香　彭潭军　李迎萍　李玉萍　朱元海　高　云
张红平　杨玉林　宁文煜　巢临平

青海省

青海省

周敏茹　李溥仁　沙琼玥　周素霞　马福昌　张　晟　郭淑玲

西宁市城中区

胡昆芳　范顺治　王连福　史艳艳　王　伟　王连福　郭　玲　许治业　朱德成
李宣蓉　王朵忠　李国旺　李　莉　蔡国莉　高小文　李忠林　吴　峻　杨永娟
魏香兰　达哇彭措　王金哲　张婷婷

平安县

朱红良　张永军　沈　贞　旺玛仁增　韩昌花　赵海萍　谢桂芳　贺生兰　李秀琴
杨　薇　才旦吉　马世雷　杨玉慧　李德攀　王建兰　何金玉　祁建德　魏占存
魏　娜　赵有彪

门源回族自治县

刘义先　赵廷初　姚占宏　陈材正　王跃庆　武生荣　马　祥　李富荣　马存兰
孔庆莲　谢索才　赵海云　青格力　安国强　陈琳正　张延来　郭　强　马爱英
王连庆　王玉祥　韩红雁　陈淑正　孔庆霞　焦文秀　雷延芳　顾凑勤

宁夏回族自治区

宁夏回族自治区

李　丽　赵建华　杨　艺　张银娥　曹守勤　何　源　陈　娴　王　强

银川市兴庆区

陈志明　雷　静　张嫣平　李丽涛　李　燕　刘彩萍　孙　健　王丽萍　李　渊
马燕蓉　杨忠国　马　波　李　萍　靳丽萍　晋博烜　行　星　张伟宏　王光俊
潘　涛　李　晶　王　婷　罗政福

中卫市沙坡头区

张吉奎　徐国文　王慧琴　雍东播　俞文有　刘光华　周志怀　韩雅雯　雷秀娟
申艳华　王晓燕　安芳梅　李国栋　钱文丽　刘　莉　徐宁浩　张学玲　乃学孝
孟海波

新疆维吾尔自治区

新疆维吾尔自治区

马明辉 地里夏提·亚克甫 杨 勤 古丽斯坦·阿德力 符俐萍 倪明健
刘来新 罗卫平 索菲亚 马江平 关玉梅 者 炜 廖佩花 李 渝

乌鲁木齐市天山区

陈 龙 宋丽华 陈海英 李铁军 惠冬蓉 柴 英 熊世凤 李 琼
祖热锡 巴依尔 吾尔曼古丽 李 阳 陆晓琳 麦迪娜 宋 艳 古丽白
肖宇平 沈 梅 阿依努尔 冯 坚 李晓敏 古丽尼沙 蒋 玲 谷文娟
曾红菊 阿孜古丽 黄 芬 匡丽华 吕 芬 任慧丽 范丽敏 热依汗
李 摇 刘文君 李 艳 雷鸿琪 李 华 孔新兰 廖纪稳 孔慧敏
肖 黎

新和县

杨 玲 艾则孜库尔班 杨福军 吐尔孙卡迪尔 艾尼玩依明
库尔班阿不拉 托合旦阿不拉 阿布杜克热木 覃 健 塔依尔牙生
依斯热议力 阿依古尼亚孜 郁 华 欧阳立兵 司马义
如克亚木 热依拉木 热合木提吐拉甫 阿布来提吾斯曼 依米提艾买尔
阿依努尔 帕提玛 苏布尔吾休尔 艾买尔马木提 热孜万古丽
如先古丽 艾尼玩依明 古海尼沙 阿曼古丽 热孜万古丽

莎车县

卡斯木卡吾力 董德锁 李 源 卡尔曼阿不都拉 李光明 刘英贤
王建军 张 艳 唐努尔亚森 热汗尼沙 阿丽亚 布左拉
阿不都热合曼 布合力其 石启英 米日古买买提 阿不来提赛麦尔
吐尔洪尼亚孜 吾克丹木 买买提 吐热克 努尔斯曼古力
买买提江玉素甫 阿不都卡迪 亚森江 海热姑 月儿古

和田县

热比娅·阿布都热合曼	卢宝珍　周志浩	阿布都克尤木	古丽加米拉
买提肉孜	艾力·艾合买提	巴克阿洪	木艾提尔
艾比拜·买买提尼亚孜	玛依拉	布再娜甫·依明	布再娜甫·阿吾提
祖热古丽	吾尔尼沙汗	则丽米古丽	买吐送　阿力木江
艾尔肯	艾则孜古丽	吉里力·买吐送	肉孜艾合买提
努尔加汗	努尔尼沙	玉孙阿洪	肉孜买买提
买托合提	吉里力·阿不都拉	吾布里卡斯木	巴合尔古丽汗
美丽克	沙其迪汗	古海尼沙汗	吾麦尔江
买买提阿布拉	艾力·亚克甫	买提亚森	艾合买提江
乃　比	阿布都合力里	肉孜艾力	买热木尼沙
木合皮再提	阿尔孜古丽	吐送买买提	艾则孜·艾比
艾力·买买提尼亚孜	阿布都吾甫尔	买提纳斯尔	海比尔
阿塔吾拉	买提肉孜	吾日古丽	阿依古再丽
艾力·胡东拜迪			

新源县

马合木提	阿斯娅	耿卫东	柯德尔别克	康　春	田鹏昊	刘书起
贺建琼	努尔拉斯	古　扎	贾润中	夏　代	王高生	杨朝燕
努尔古丽	潘雪梅	吾许肯	朱俊红	王宁霞	刘　静	陶俊娥
许　静	李智雪	迪里拜尔	王曼娜	加孜拉	唐晓宾	杨丽英
廖　雁	罗孝光	马桂香	阿孜古丽	沙吾列	玛丽娅	任树艳
周　波	阿里地西	桂洪昌	孙成泽	宋菊强	米拉依	蒋　辉
古力巴合提	沙德克	冯　华	熊　炬	多合特古丽		

新疆生产建设兵团

刘　为	李凡卡	敬　雯	申嘉丛	程立军	巴玲辉	丁宏达	王前江	拓建国
李　瑛	薛义庆	徐　洁	戚　焱	许新华	沙萍萍	赵新平	张志刚	牛东升
石广生	赵　群	张　婷	祁佩乐	刘承毅	曹　磊	牟学德	纪华	艾米拉古
吕艳霞								

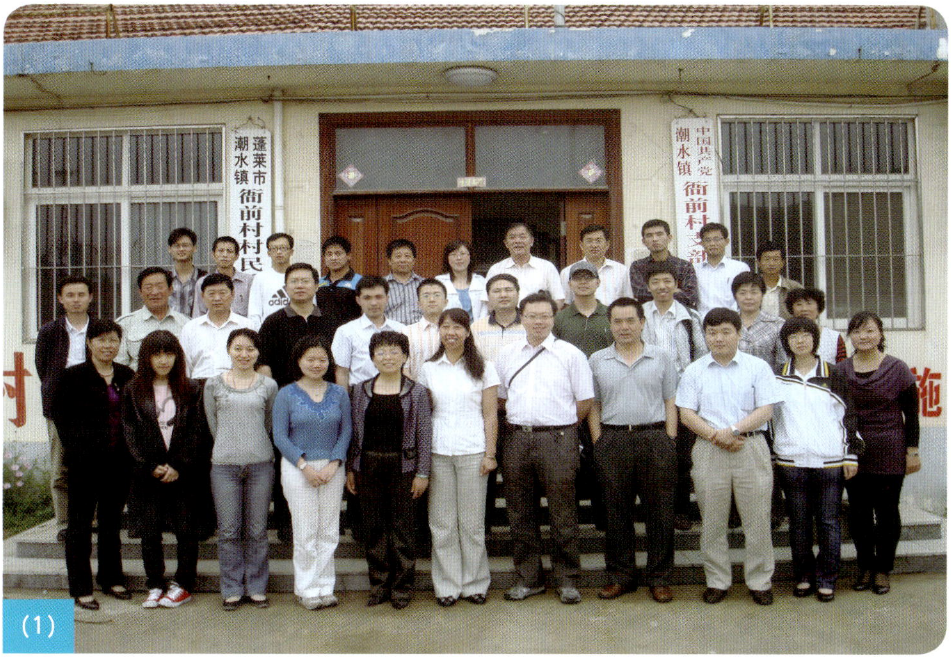

（1）蓬莱预实验工作人员合影
（2）用两种血压计并联测量血压

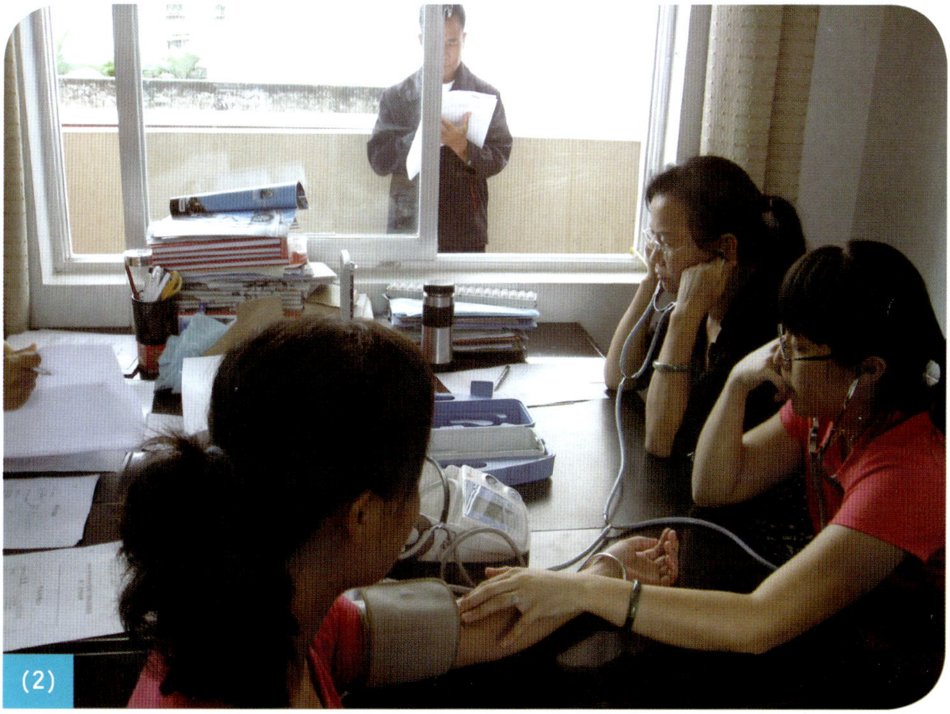

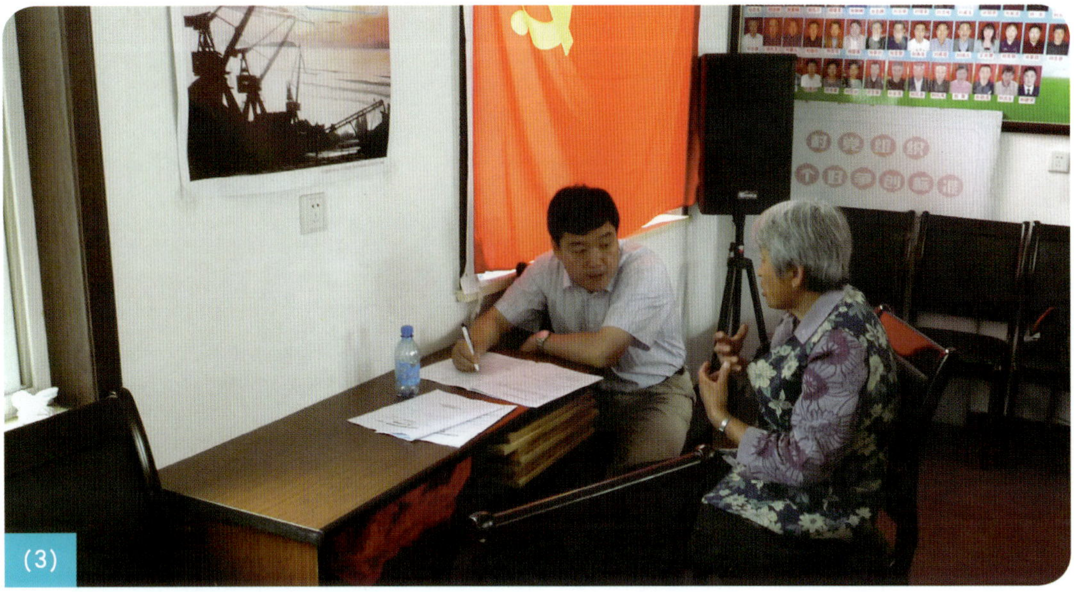
(3)

(3) 普洱预实验现场－调查队长在向村医介绍监测工作任务
(4) 普洱预实验现场动员
(5) 普洱预实验培训

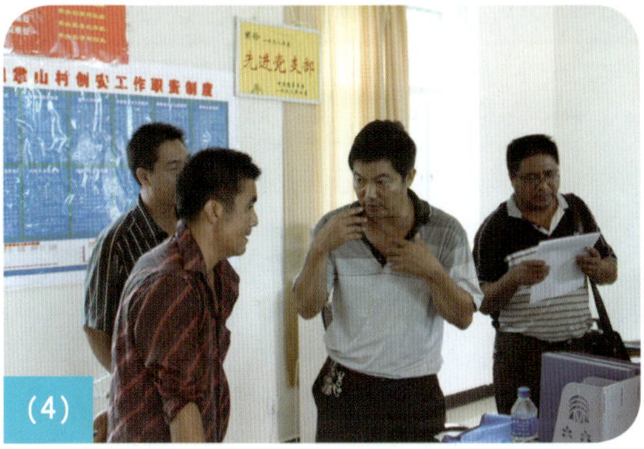
(4)

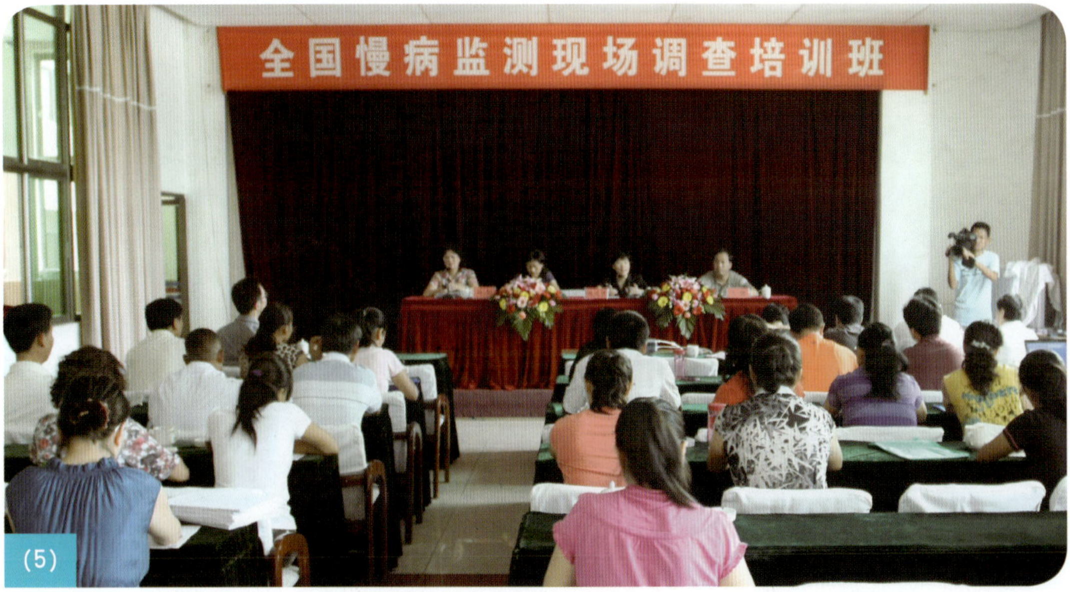

(5)

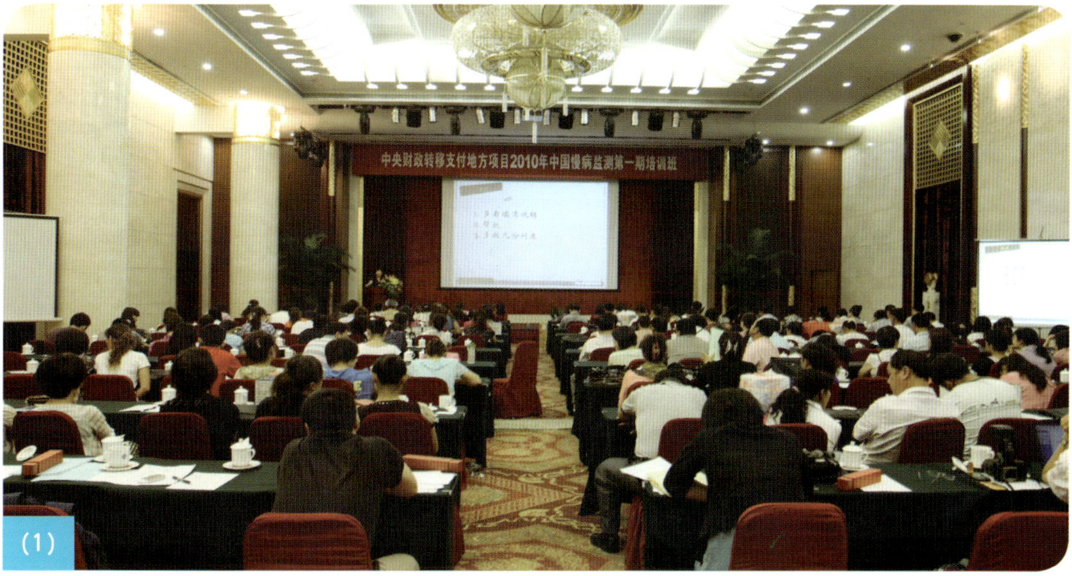

(1)

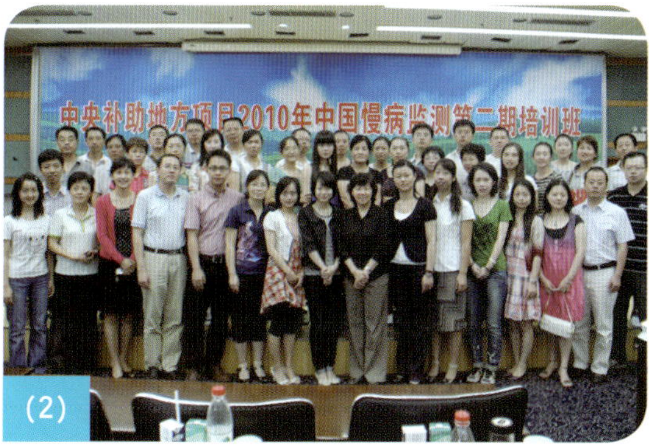

(2)

(1) 第一期培训班－北京
(2) 第二期培训班－呼和浩特
(3) 第三期培训班－太原

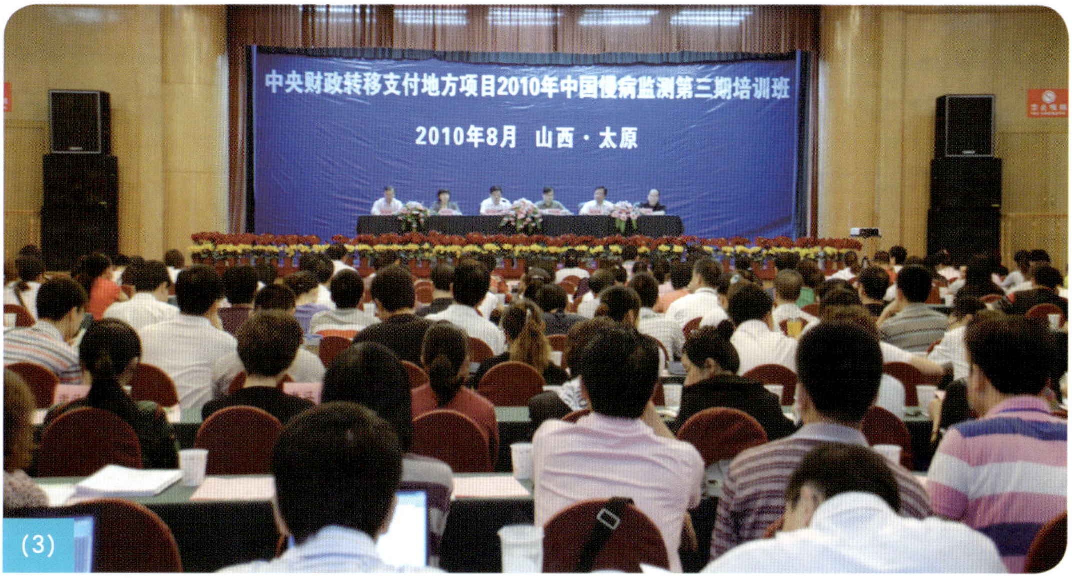

(3)

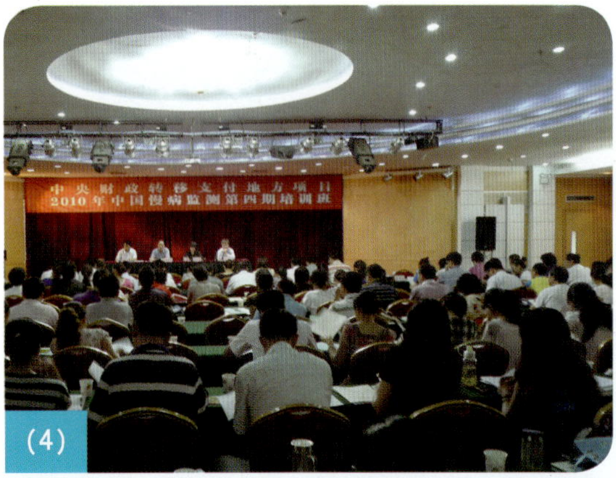

(4)

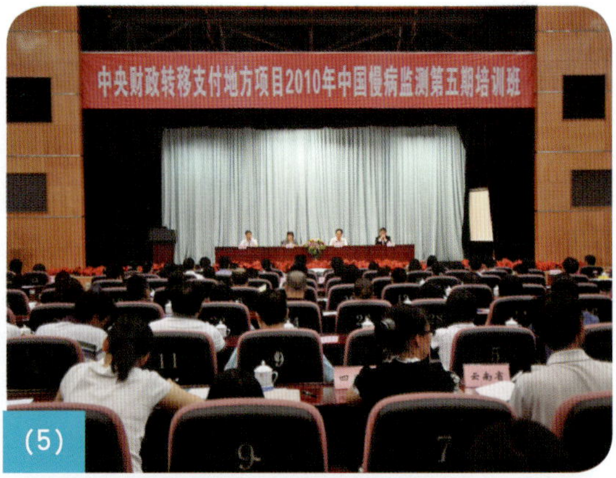

(5)

(4) 第四期培训班－武汉
(5) 第五期培训班－重庆
(6) 第六期培训班－长沙
(7) 对西藏开展一级培训

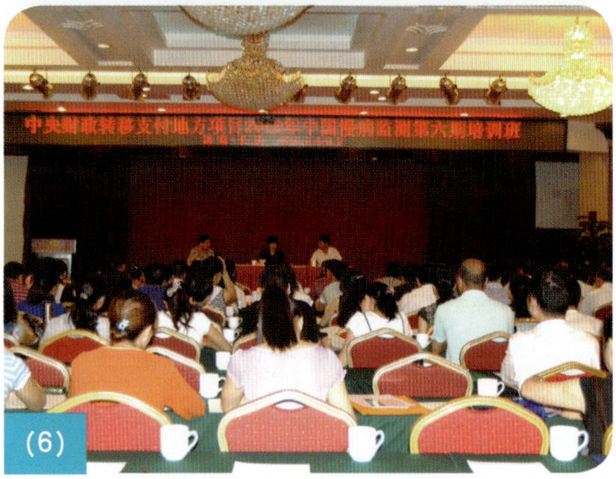
(6)

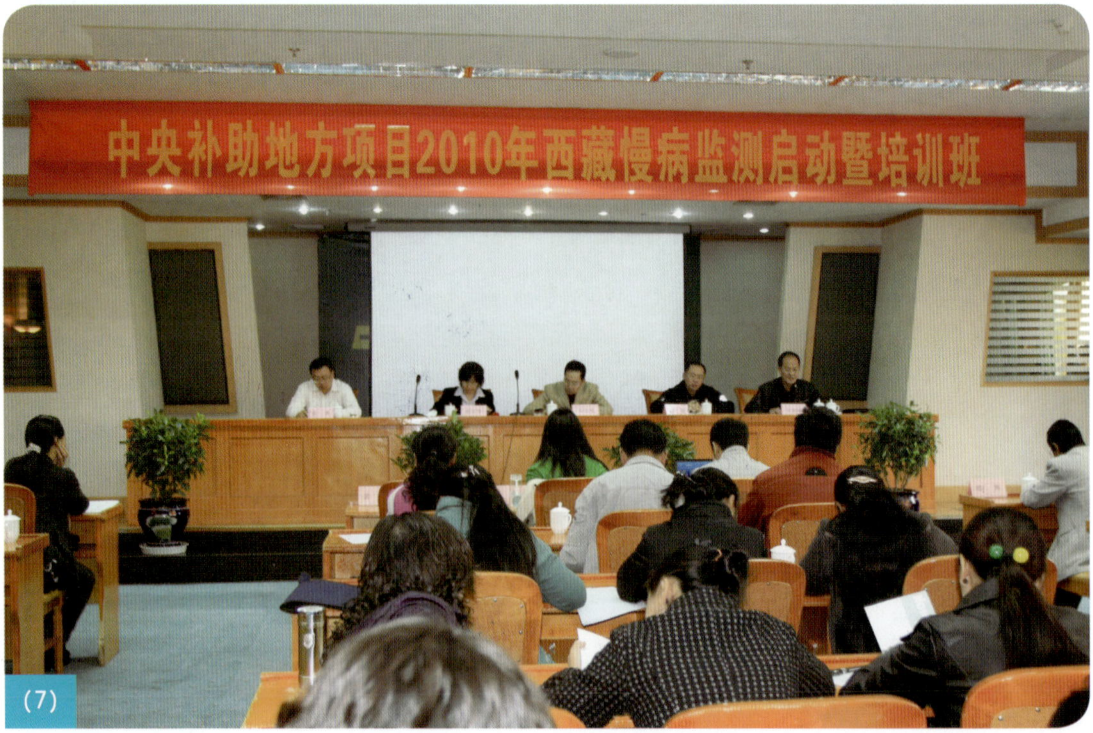

(7)

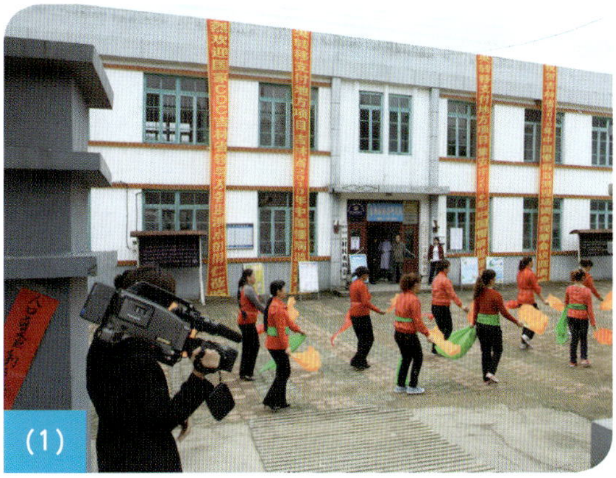
(1)

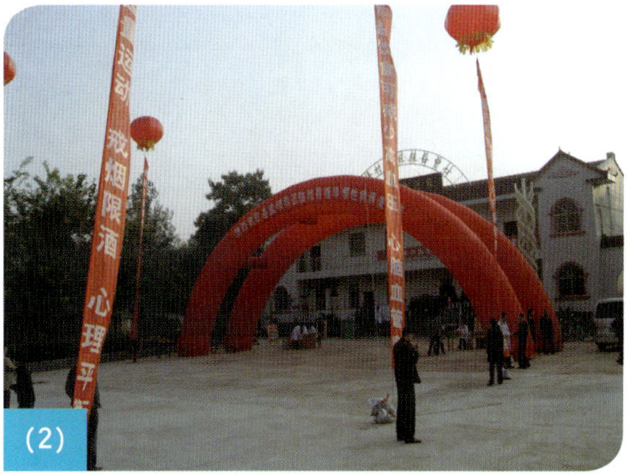
戒烟限酒
(2)

(1) 社区动员
(2) 宣传动员
(3) 在田间预约调查对象
(4) 调查现场流程图

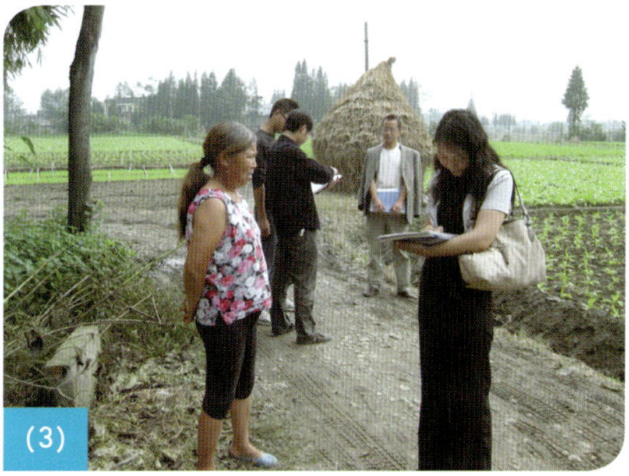
(3)

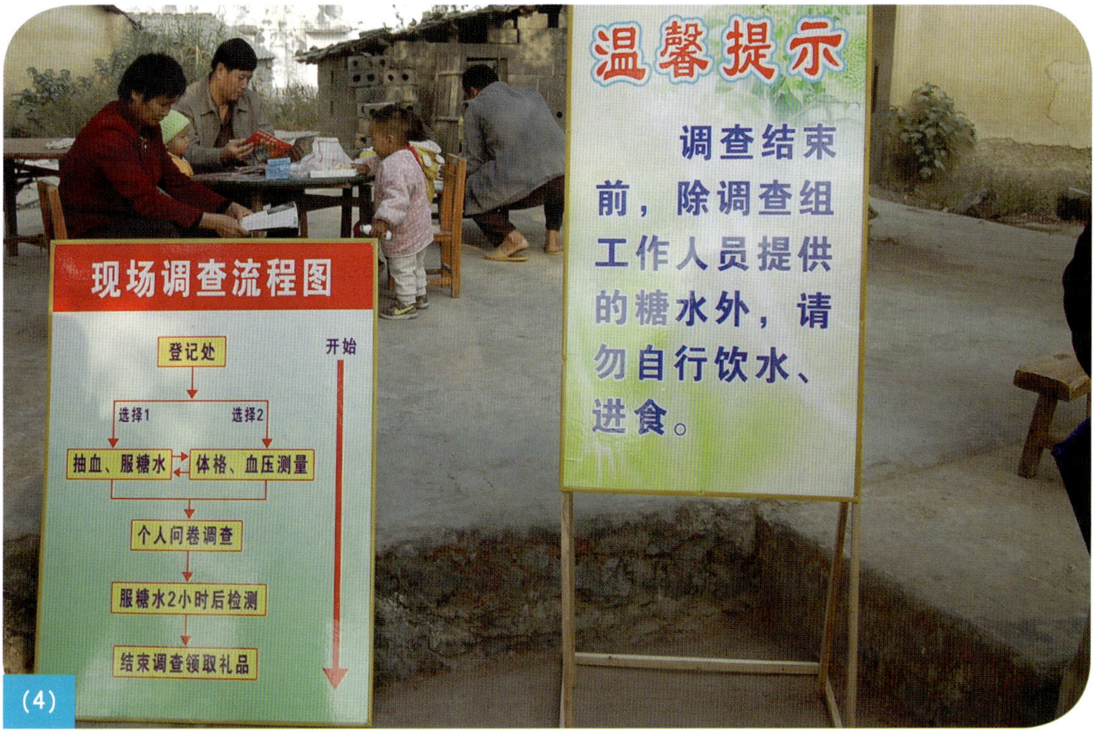
现场调查流程图
开始
登记处
选择1
选择2
抽血、服糖水
体格、血压测量
个人问卷调查
服糖水2小时后检测
结束调查领取礼品
温馨提示
调查结束前，除调查组工作人员提供的糖水外，请勿自行饮水、进食。
(4)

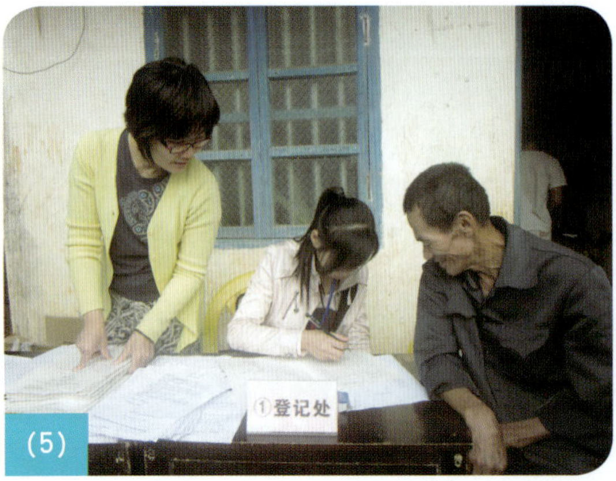

(5)

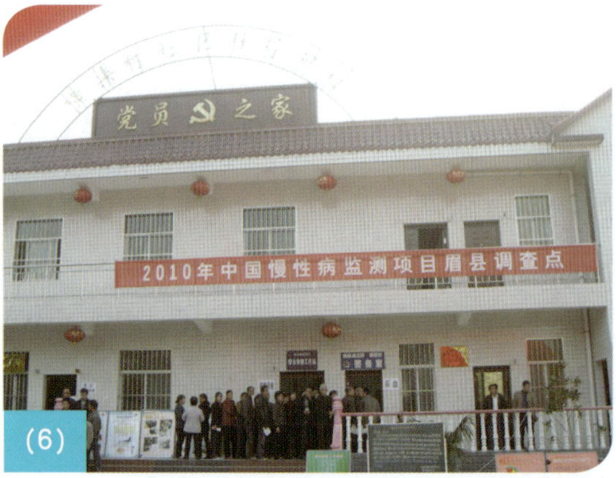

(6)

(5) 核实调查对象身份
(6) 调查对象在排队等待抽血
(7) 服糖水
(8) 调查员在进行家庭问卷调查

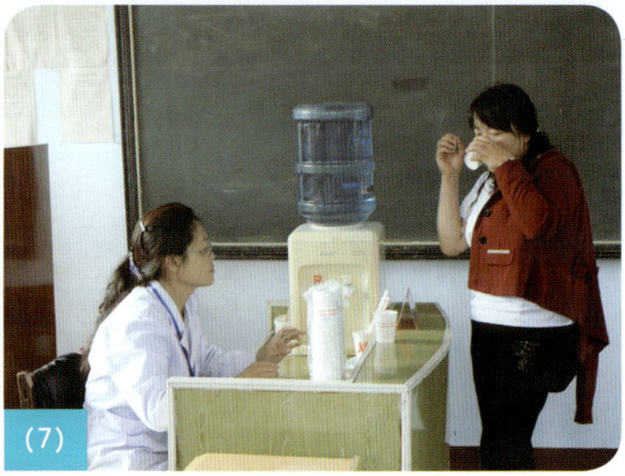
(7)

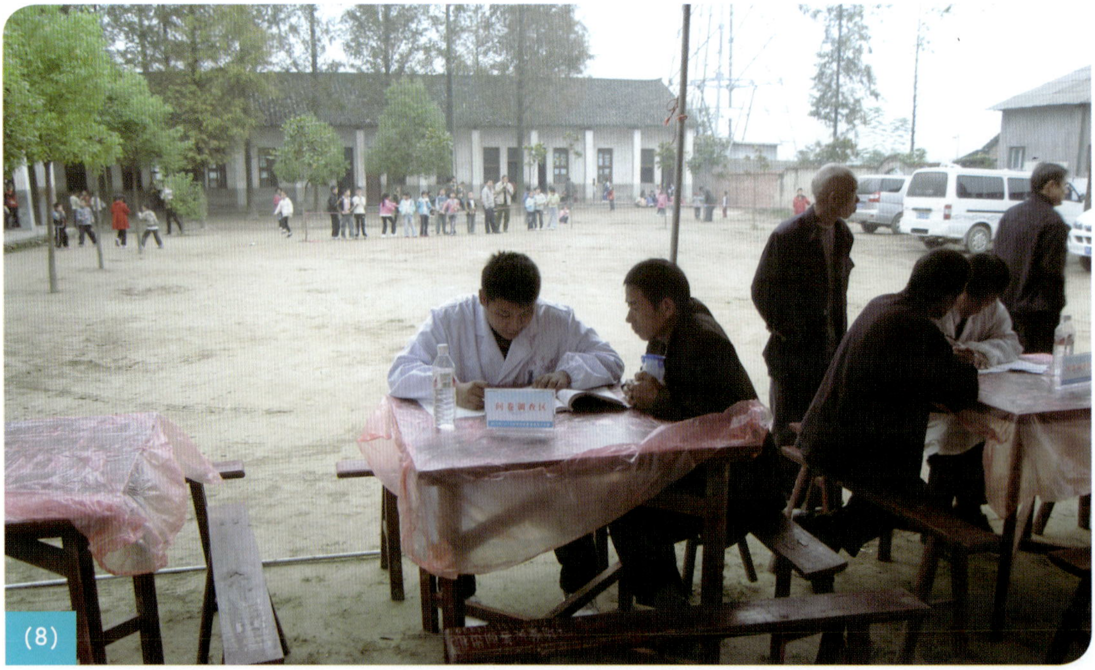
(8)

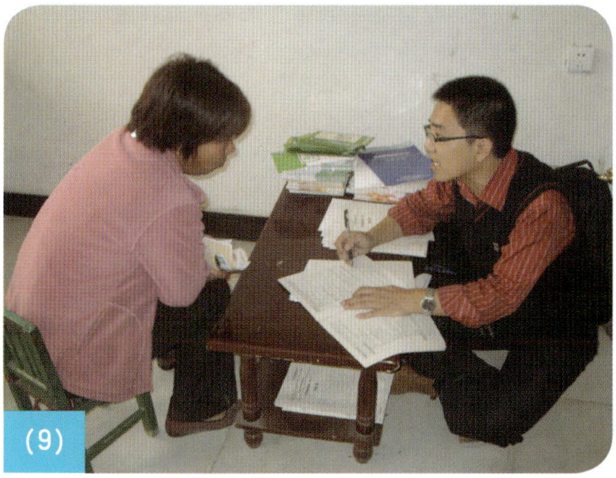

(9)

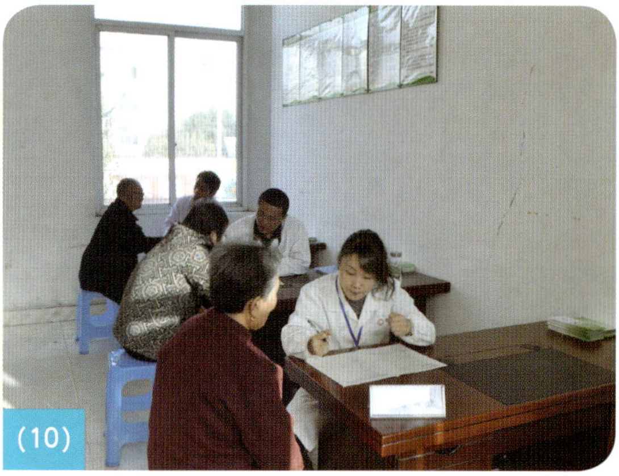

(10)

(9) 个人问卷调查

(10) 个人问卷调查

(11) 省级督导员在核实腰围测量

(12) 体重测量

(13) 身高测量

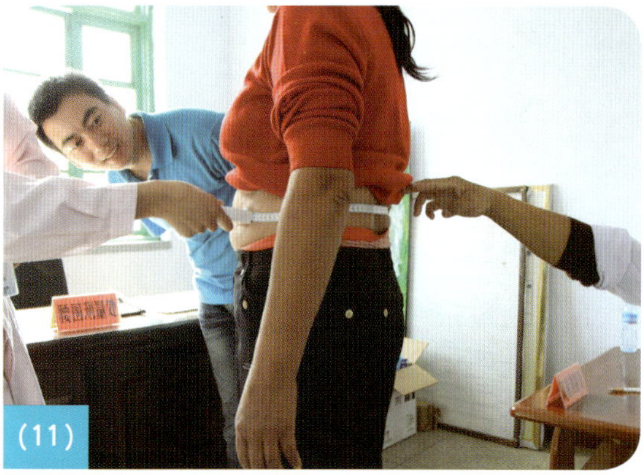

(11)

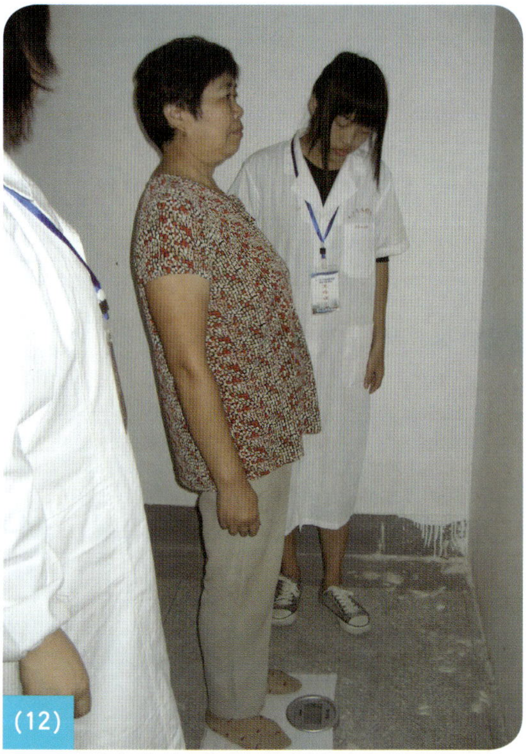

(12)

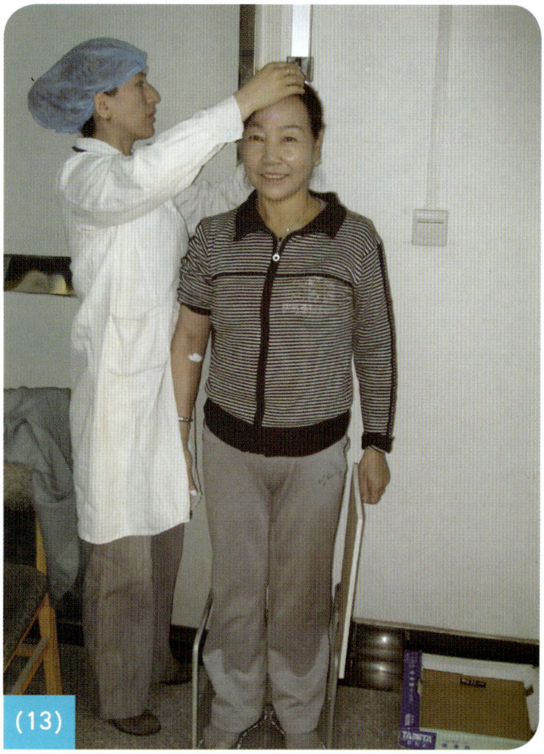

(13)

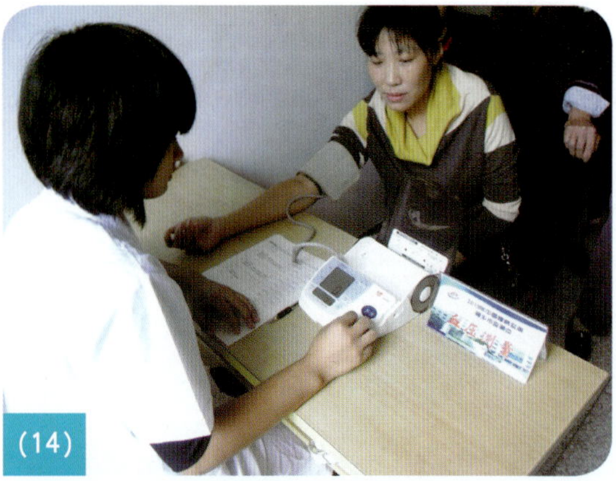
(14)

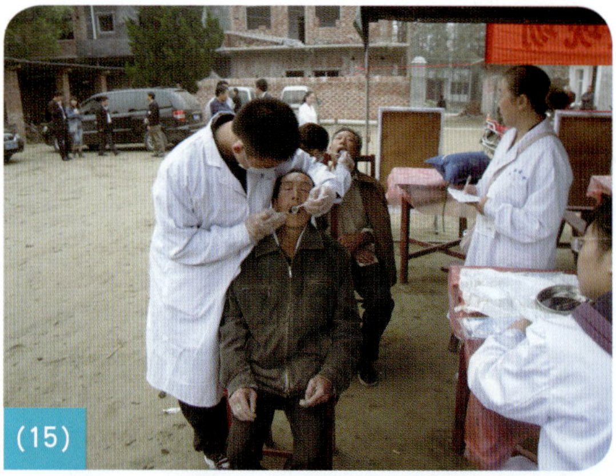
(15)

(14) 血压测量
(15) 天门市口腔点的医生在进行口腔健康检查
(16) 血样处理
(17) 观摩后召开现场工作会

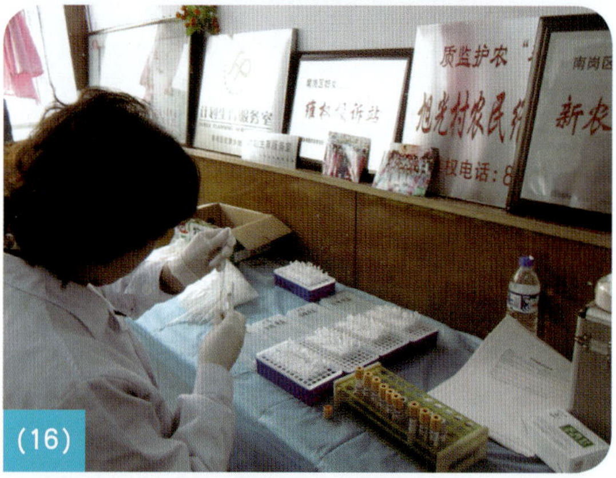
(16)

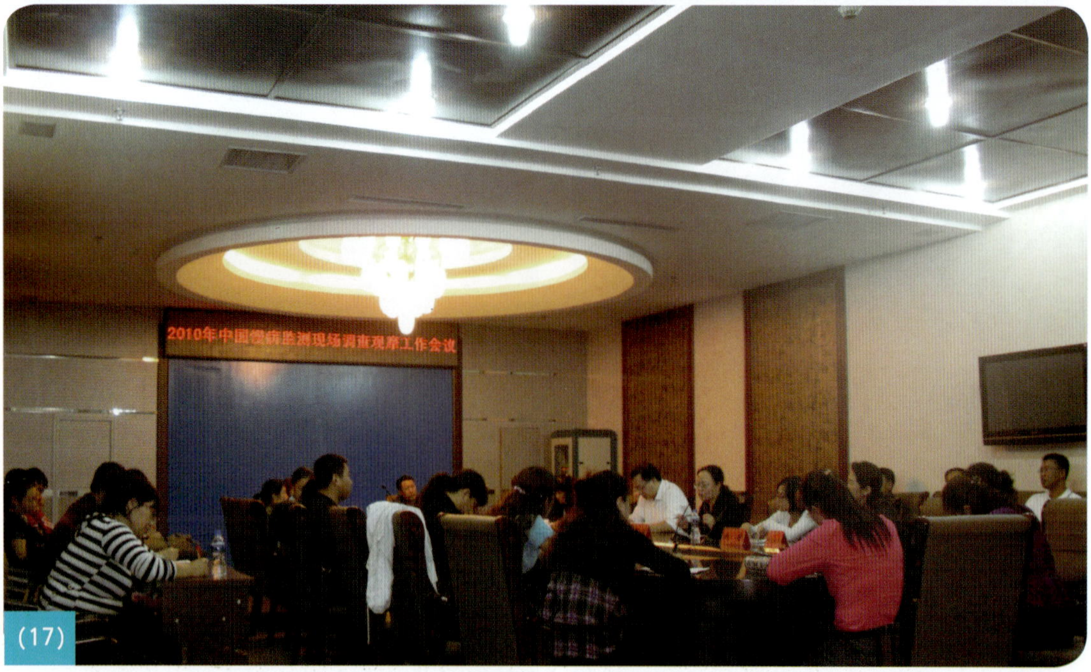

(17)

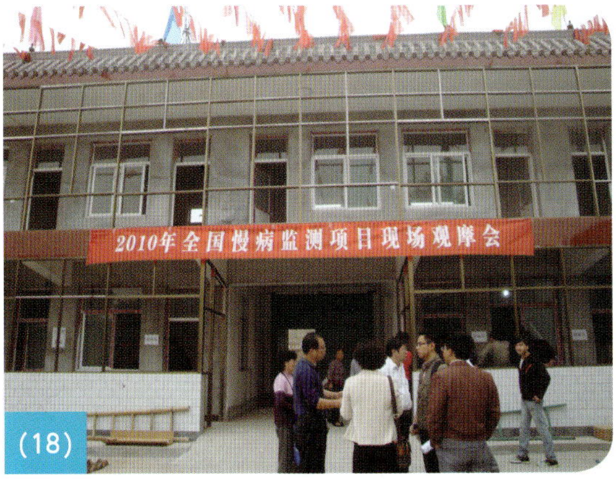

(18)

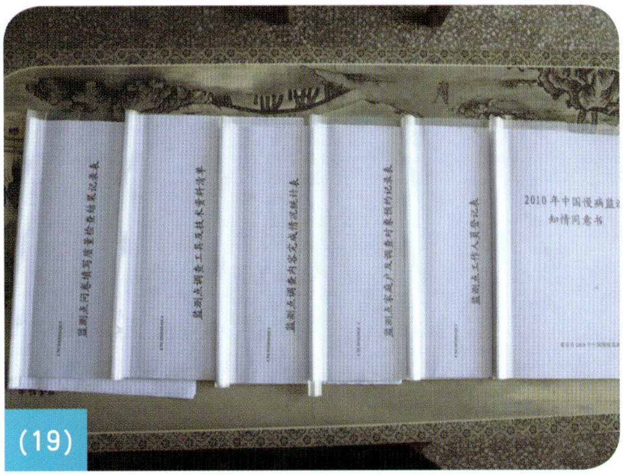
(19)

(18) 现场观摩会

(19) 调查质控表

(20) 国家项目工作组在现场督导

(21) 国家项目工作组在现场督导

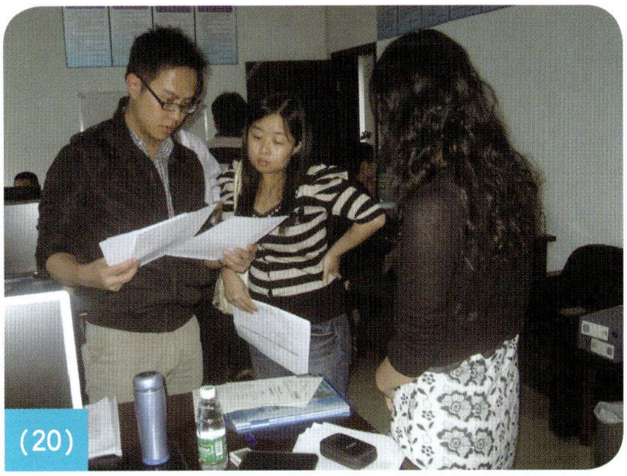
(20)

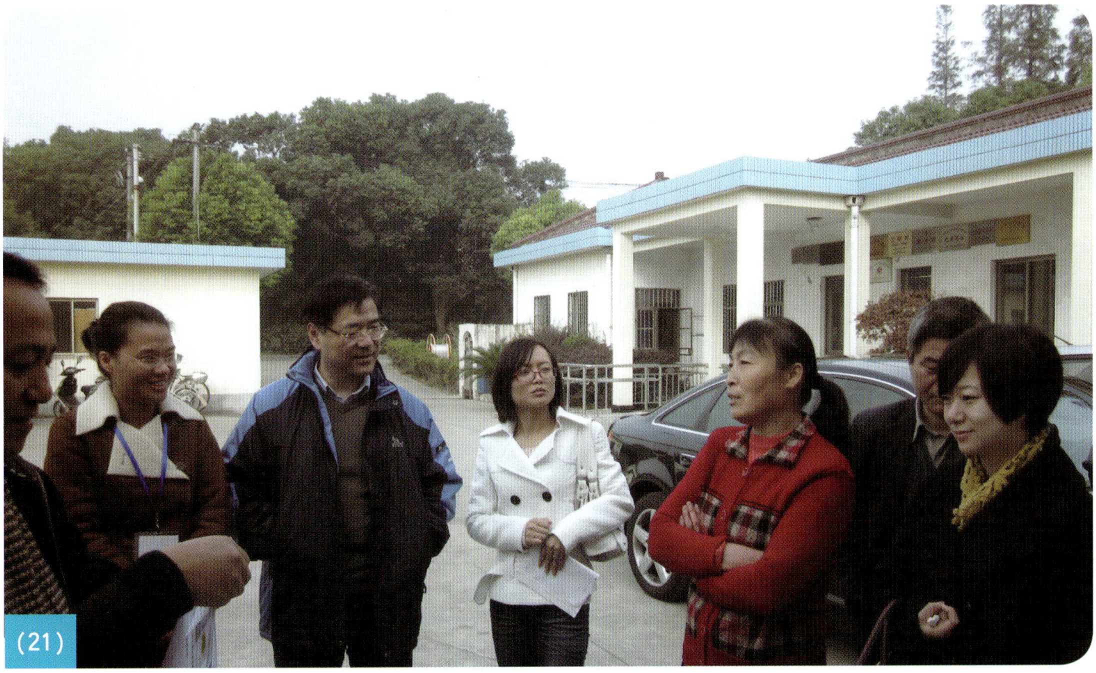
(21)

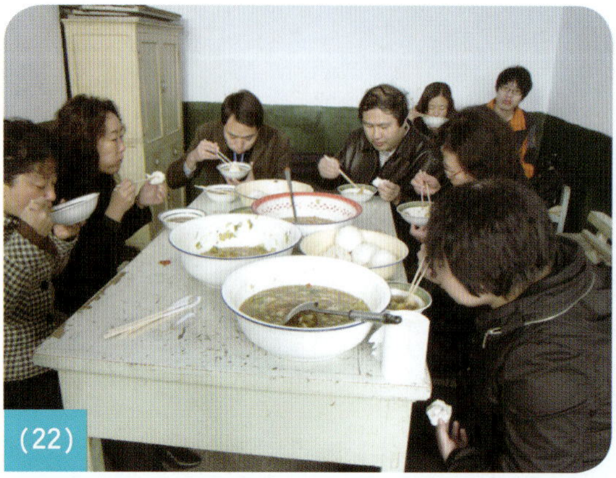
(22)

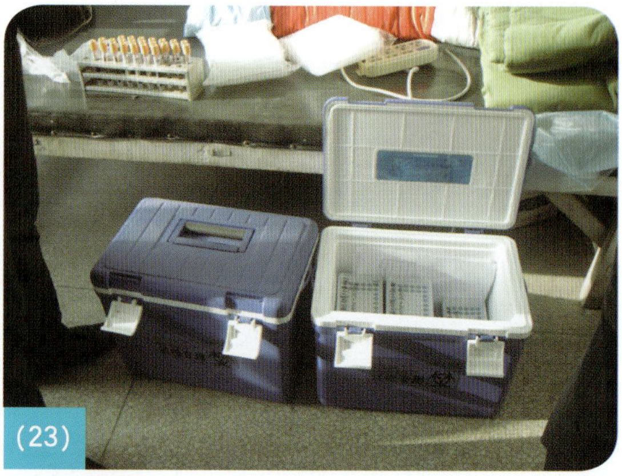
(23)

(22) 艰苦的条件

(23) 血样保存在保温箱里

(24) 国家项目工作组在西藏进行实验室性能验证

(25) 美国 CDC 到现场考察座谈

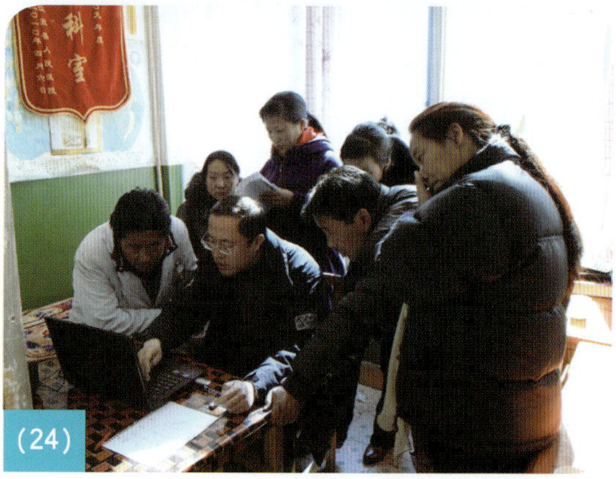

(24)

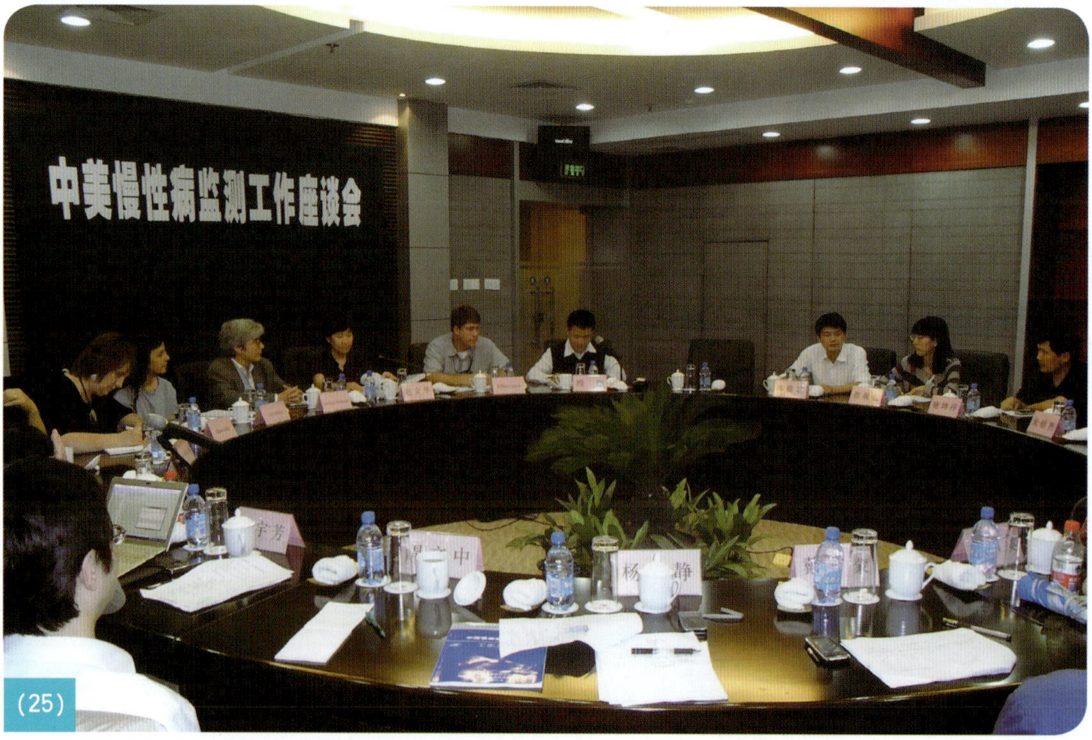

(25)

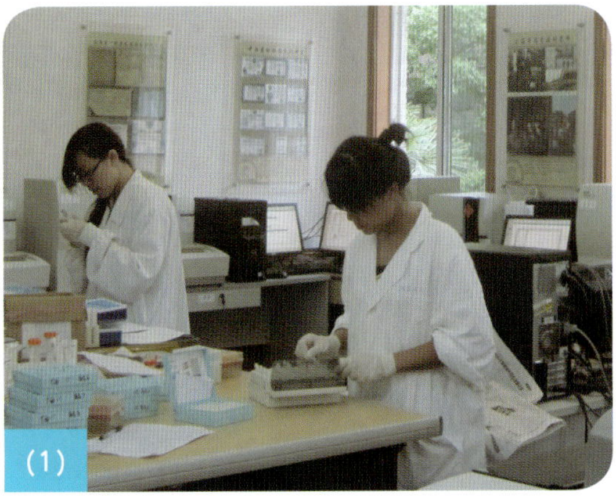
(1)

(1) 实验室工作人员认真操作
(2) 实验室工作人员认真检验
(3) 用于储存血样的低温冰箱
(4) 血样整齐地储存于冰箱中

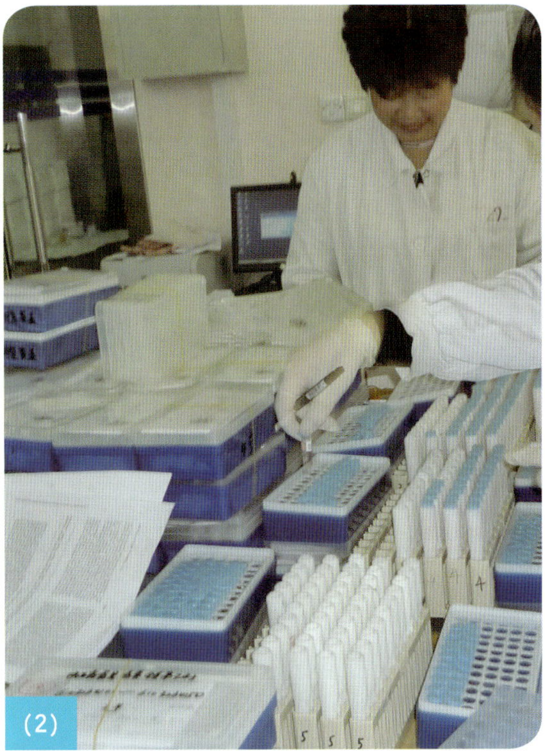
(2)

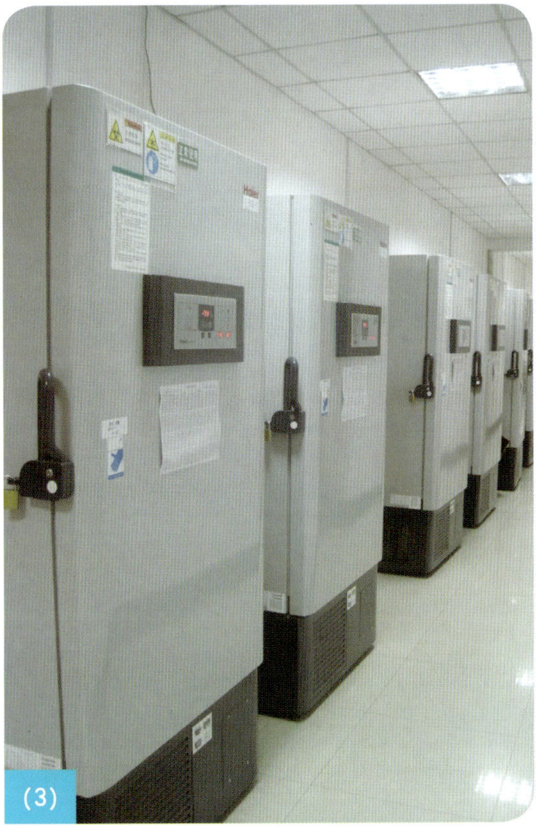
(3)

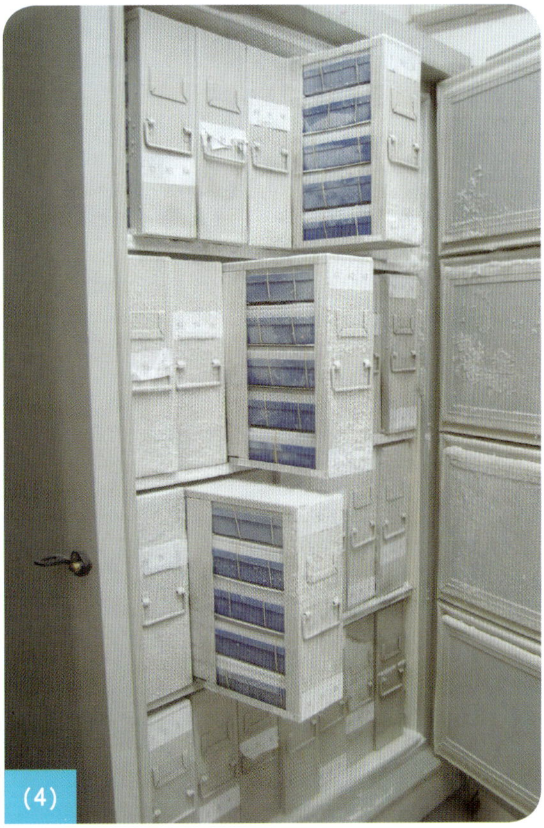
(4)

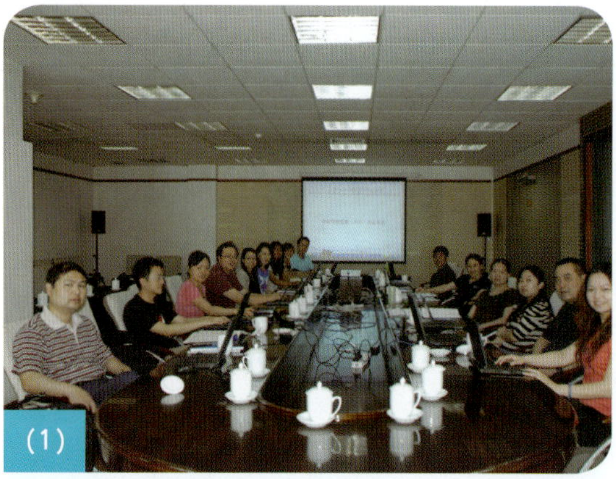

(1)

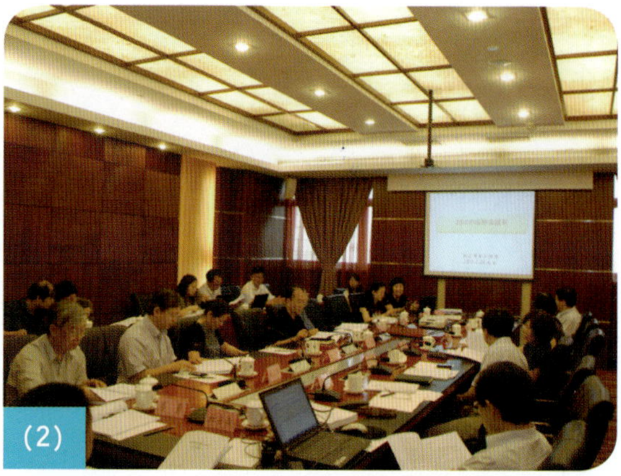

(2)

(1) 慢病监测报告撰写会
(2) 慢病监测报告专家论证会
(3) 数据库合并暨综合报告框架讨论会

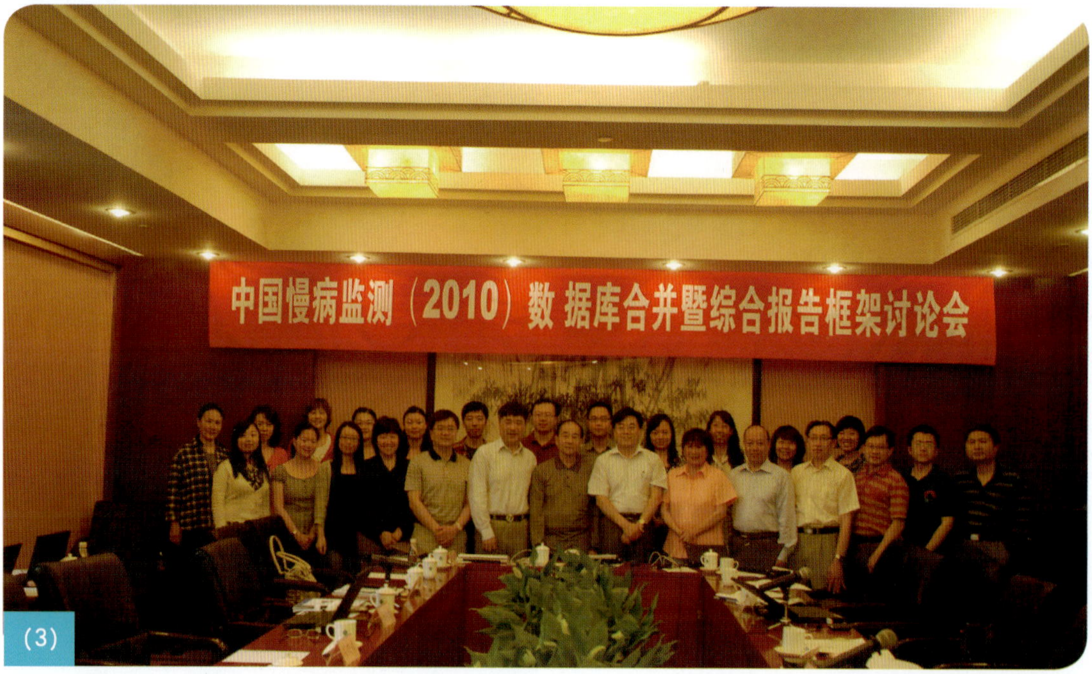

(3)

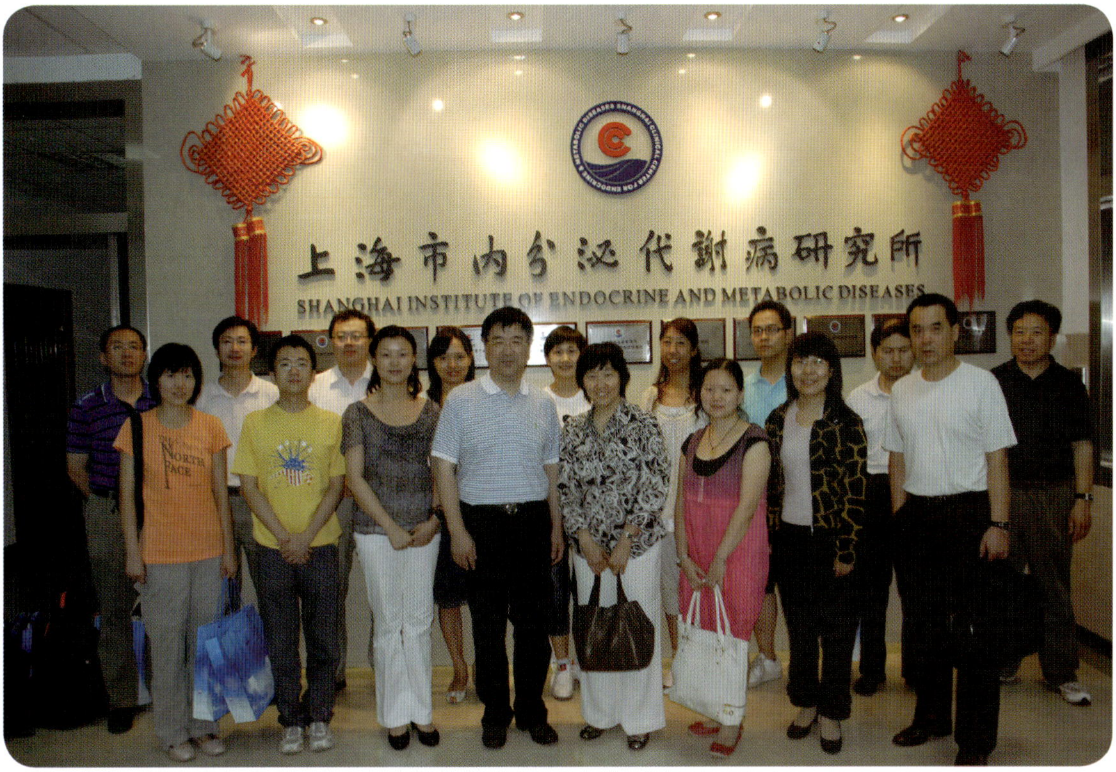
上海市内分泌代谢病研究所
SHANGHAI INSTITUTE OF ENDOCRINE AND METABOLIC DISEASES

与瑞金医院同事的合影